Giovanni Frenna

IL LATO OSCURO DELLA GRAVIDANZA

Guida (per lui) alla sopravvivenza della gravidanza (di lei)

Youcanprint *Self - Publishing*

Titolo | Il lato oscuro della gravidanza

Autore | Giovanni Frenna

Copertina a cura dell'autore

ISBN | 978-88-66189-25-1

Youcanprint *Self - Publishing*
Via Roma, 73 - 73039 Tricase (LE) - Italy
Tel. +39/0833.772652
Fax. +39/0832.1836533
www.youcanprint.it
info@youcanprint.it
Facebook: facebook.com/youcanprint.it
Twitter: twitter.com/youcanprintit

Sì, la pagina precedente era bianca. Non è un errore di stampa, ma è stata una decisione ragionata dell'autore, per darvi un pochino di tempo in più per prepararvi alle importanti rivelazioni che vi accingete a leggere...

Se a questo punto vi sentite pronti, ora potete andare avanti.

Questo libro è dedicato ai miei figli, la cosa più faticosa e più bella della mia vita.

Questo libro è dedicato a mia moglie, senza l'aiuto della quale non avrei mai potuto scriverlo.

Questo libro è dedicato ai miei genitori, perché solo ora capisco quale enorme fatica abbiano dovuto sopportare per allevarmi.

Questo libro è dedicato anche a mio fratello, a cui non è stato dato il tempo di provare questa pazzesca esperienza.

So cosa pensate, ho dedicato questo libro ad un sacco di gente, è vero. Il motivo per cui l'ho fatto, è che la vita da genitore è molto impegnativa e per scriverlo ho impiegato quasi tutto il mio (poco) tempo libero degli ultimi due anni e mezzo e non so se avrò la possibilità di scriverne un altro. Quindi, ho colto l'occasione per dedicarlo a buona parte delle persone coinvolte...

RINGRAZIAMENTI

Ringrazio tutte le mie 1.816 fonti d'ispirazione, che, curiosamente, preferiscono restare anonime... tutte quante!

Ringrazio le mie colleghe Angela e Samanta, che durante una lunga trasferta in treno, nel lontano 2009, hanno visto nascere la bozza e i primi capitoli del libro, incoraggiandomi a scrivere il resto.

Ringrazio anche tutti gli amici e in particolare Salva, Francesco, Maurilio, Michele, Lia, Simona, Federica, Betta, Francesca e Simonetta che mi hanno fatto capire che... siamo tutti sulla stessa barca.

A Simona poi va un ringraziamento extra, perché, oltre ad aver fornito un discreto numero di spunti per gli argomenti trattati, ogni volta che mi mancava l'ispirazione, bastava pensare al suo modo dirompente di fare shopping con i bimbi, "attraverso le vetrine", per farmi tornare il sorriso e ritrovare la vena creativa.

PREMESSA

Questo libro non è un manuale medico, né scientifico. Vuole invece offrire una visione ironica di una fase della vita che si trova ad affrontare la gran parte delle persone. Ironica sì, ma non falsa o fuorviante. Tutte le situazioni descritte nel libro non nascono dal nulla, bensì da eventi e circostanze reali, comuni alla maggior parte delle coppie, visti talvolta attraverso una lente che li distorce e li enfatizza un po', cercando di cogliere il lato più buffo o assurdo di ogni momento, al fine di riderci sopra o sdrammatizzare, ma è tutto vero, purché si legga il libro con lo spirito giusto, pronti a ridere anche delle situazioni più difficili e, talvolta, drammatiche.

Chiaramente, tutto quello che viene descritto nel libro, non può scaturire dalla sola esperienza personale e diretta dell'autore, ma a quella si aggiunge anche una buona parte di esperienza vissuta in modo indiretto, attraverso quanto accaduto ad amici, parenti, conoscenti, nonché ignari passanti, che hanno offerto spunti pressoché inesauribili per la sua stesura. Anzi, proprio per evitare di dare una visione distorta della realtà, nella maggior parte dei casi, l'autore ha evitato di descrivere situazioni sperimentate solo in modo diretto, senza che ci fosse una diffusa casistica a supporto.

Vi informo che siete autorizzati a proseguire la lettura, solo se accettate le seguenti condizioni:
- Non tenterete di organizzare una class action del genere femminile contro l'autore.
- Non darete all'autore la colpa per l'estinzione della razza umana, in caso i potenziali padri decidessero che forse, tutto sommato, non vale la pena di correre il rischio di trovarsi nelle situazioni descritte.

La lettura di questo libro è sconsigliata alle donne con scarso senso dell'umorismo. Se decidessero di proseguire comunque la lettura, sarebbe a loro rischio e pericolo e, fin da ora, perdono il diritto di lamentarsi circa il contenuto e la forma di quanto riportato nel libro stesso.

Vi premetto inoltre che molti degli argomenti, verranno trattati dal punto di vista di un uomo e, quindi, potrebbero talvolta sembrare "vagamente" di parte o mancare di un po' di sensibilità, tatto, delicatezza o affini. Se neppure questo vi spaventa, allora siete pronte anche voi per cominciare. Gli uomini erano già pronti da prima, perché non si fanno troppi problemi e non sono assolutamente provvisti di suscettibilità…

CAPITOLO 1

Tutta la verità, nient'altro che la verità

Tutto quello che sapete, quello che vi hanno detto, quello che avete immaginato, quello che avete sperato, quello che avete anche solo lontanamente tentato di ipotizzare, è falso! Beh, non proprio tutto-tutto, intendo solo tutto quello che riguarda l'argomento bambini, gravidanza, parto e affini. Non importa se avete studiato tutta la letteratura disponibile sull'argomento, se vi siete documentati fino alla nausea, se avete fatto decine di corsi di preparazione, perché questa conoscenza non può essere tramandata in alcun modo, quindi è tutto inutile! Alcuni sono arrivati addirittura ad ipotizzare che sia una specie di oscuro complotto o una sorta di inquietante trama ordita al fine di preservare la razza umana dall'estinzione, ma è arrivato il momento di dire le cose come stanno veramente. È giusto che siate messi al corrente di quali siano le vere conseguenze del vostro folle gesto e che sappiate chiaramente in cosa vi state andando davvero ad "infilare"!

Questa è un'esperienza che non si può tramandare, bisogna viverla sulla propria pelle per capirla, nessuno è in grado di prepararvi a sufficienza. La situazione è decentemente chiara solo a chi ci è passato di persona negli ultimi 3 anni. Trascorso questo lasso di tempo infatti, il cervello inizia a dimenticare, a sostituire alcuni dei ricordi più drammatici con situazioni assolutamente normali, se non addirittura piacevoli, una sorta di amnesia selettiva al fine di permettere la conservazione della specie. Chiunque si trovi fuori da questo arco temporale, diventa per forza di cose poco attendibile e, anche se insiste nel dirvi che ci è "passato" anche lui e che non c'è nulla di tragico, non sa davvero quel che dice, in quanto probabilmente, suo malgrado, è già vittima della suddetta amnesia...

Preparatevi ad entrare in un mondo completamente diverso dal vostro, dove anche le basilari leggi della fisica non trovano più applicazione, dove tutte le vostre certezze vacillano e tutti i vostri dogmi vengono meno, uno ad uno. Preparatevi a scoprire tutto quello che dovete sapere sul lato oscuro della gravidanza e nessuno vi ha mai detto (o almeno, finora, non gli avete mai dato peso)...

CAPITOLO 2

Il concepimento

Questa è una faccenda seria. Decisamente si tratta di un passaggio chiave, sebbene tecnicamente sia quello di minor durata, dell'intero processo della gravidanza. Meglio non fare passi falsi, perché anche se questa fase dura davvero pochissimo, i suoi effetti permarranno per il resto della vostra vita. Cercate di avere le idee ben chiare fin da subito, perché purtroppo a volte capita che la lucidità venga a mancare proprio nel momento in cui sarebbe più utile.

Ormai dovreste essere abbastanza grandi da avere almeno un'idea, di quali siano i requisiti fondamentali per concepire un bambino. Alcuni di voi (si suppone quasi tutti), dovrebbero anche essere in possesso dei suddetti requisiti. Se non ne avete nemmeno una vaga idea, vi suggerisco, onde evitare di compiere irreparabili danni, di informarvi al più presto o almeno di fare un corso accelerato su internet (se siete proprio di quelli all'antica, sono certo che riuscirete a trovare i concetti base anche in qualche rivista illustrata!). Questo perché, buona parte delle gravidanze inattese o improvvise è dovuta proprio all'ignoranza dei fattori chiave del processo. Fin da giovani infatti, si prendono per scientifiche delle voci di corridoio o credenze popolari, che poi crescendo, restano comunque così radicate da essere davvero difficili da estirpare. Ad esempio, uno dei pochissimi "consigli della nonna" che risulta davvero affidabile, è il metodo anticoncezionale della birra: non tutti sanno che, per evitare di mettere incinta la propria compagna, basta bere un paio di boccali di birra. Questa operazione non va effettuata né prima, né dopo il rapporto, ma "invece" del rapporto! Per molte persone, questo metodo comporta un equivalente livello di soddisfazione, ma con conseguenze generalmente superabili in 24 ore, invece che in alcuni decenni. Gli altri metodi e/o consigli, pur avendo talvolta una base reale su cui si fondano, sono nella maggior parte dei casi, inefficaci e si basano semplicemente su un calcolo statistico, che prevede un certo margine di probabilità che "vi possa dire bene comunque". Se proprio siete alla ricerca di un metodo scientifico, basato su studi prettamente empirici, andate a leggervi il capitolo "Come evitare la gravidanza senza utilizzare metodi anticoncezionali".

CAPITOLO 2-A

Come evitare la gravidanza senza utilizzare metodi anticoncezionali

L'utilizzo di metodi anticoncezionali, può risultare fastidioso per la maggior parte delle persone, sebbene sia indispensabile allo scopo. Esiste tuttavia un metodo, assolutamente sicuro, per evitare una gravidanza non prevista, senza l'uso di alcun anticoncezionale. Il metodo in questione è una variante del metodo conosciuto come "il salto della quaglia" e può essere utilizzato senza alcun timore di ritrovarsi in una situazione spiacevole, se indesiderata. Di seguito trovate le istruzioni dettagliate per la corretta applicazione del metodo.

"Questo capitolo è al momento sospeso, in quanto, durante la fase finale di verifica dell'attendibilità del metodo, mia moglie è rimasta incinta. La sperimentazione sarà ripresa più avanti, previo perfezionamento del metodo stesso!"

CAPITOLO 2-B

Suggerimenti pratici per il concepimento

Durante la fase di sperimentazione del metodo anticoncezionale naturale, di cui al capitolo precedente, l'autore ha accumulato un considerevole bagaglio di esperienza su come conseguire una gravidanza, aumentando in modo esponenziale le probabilità di concepimento. Sebbene il fine di questo libro sia ben diverso, è innegabile che ci siano persone che, pur cercando disperatamente e con una certa costanza, di concepire un figlio, per i più svariati motivi non ci sono ancora riuscite. L'autore considera molto importante il diritto di ogni individuo di fare le proprie scelte (anche qualora non fossero le più sagge) e per questo motivo, in questo capitolo troverete quanto da lui (e/o dalle sue fonti più attendibili) scoperto, attraverso il metodo empirico di cui sopra.

Nella maggior parte dei casi, gli esperti del settore, davanti a questo tipo di difficoltà, suggeriscono di prendere un animale domestico. Questo perché apparentemente, la sua presenza dovrebbe riuscire a creare un'atmosfera rilassata, tale da distogliere l'attenzione dal problema e, conseguentemente, aumentare le probabilità di successo. In merito a questa piuttosto diffusa "terapia", l'autore nutre però diverse perplessità, soprattutto legate al fatto che, se alla fine la strategia dovesse risultare vincente, ci si ritroverebbe con una creatura in più di cui doversi occupare, rispetto a quanto previsto e, spesso e volentieri, chi viene trascurato o anche affidato ad altri (nel migliore dei casi), è proprio il povero animale domestico a cui (forse) si deve la riuscita della missione. Sarebbe dunque altamente consigliabile, prima di procedere con l'adozione di un gatto, cane, criceto, coniglio, cavallo, pecora o altro, tentare di mettere in pratica le soluzioni di seguito riportate.

Qui sotto trovate gli esempi di casistica più comune con la proposta di "soluzione" più adatta alla situazione:

- siete un uomo
soluzione: per quanto possiate provare, da solo non avete alcuna possibilità di riuscita, trovatevi una donna e ricominciate a provare.

- siete una donna

soluzione: sebbene la storia ci insegni che avete maggiori possibilità del caso precedente, dovreste comunque trovarvi un uomo e tentare insieme a lui. Provate a vedere se quello qui sopra è libero...

- siete una donna e volete farvi mettere incinta per "incastrare" il vostro uomo

soluzione: non posso condividere neanche lontanamente il vostro intento, anzi, per solidarietà maschile, vi informo che questo libro si autodistruggerà fra 4 secondi! Chiudetelo in un cassetto e non pensateci più.

- siete una coppia felice che vorrebbe un figlio

soluzione: prendetevi un altro anno di tempo per fare tutto quello che volete in totale serenità.

- siete una coppia felice che si è già presa un altro anno di tempo per fare tutto quello che voleva e vuole ancora un figlio

soluzione: sicuri che non vi volete prendere un altro anno? Siete ancora in tempo!

**- siete una coppia felice che si è già presa tutti gli anni che
riteneva necessari per fare tutto quello che voleva e vuole
ancora un figlio**

soluzione: se proprio volete un figlio e non avete particolari
impedimenti fisici, provate, in questo ordine, i seguenti metodi:

1. il pari e dispari
2. la candela rovesciata
3. il test di ovulazione
4. il test di ovulazione in combinazione con la candela
   rovesciata
5. la fecondazione assistita
6. la fecondazione artificiale

Nel caso aveste scarsa dimestichezza con i metodi sopra
elencati, di seguito trovate una breve, ma esauriente
descrizione di ognuno di essi:

1. Il metodo del pari e dispari, consiste nell'avere rapporti
   nei soli giorni pari, a partire dal decimo giorno
   successivo all'inizio del ciclo e riposandosi nei giorni
   dispari. Nel caso il metodo non andasse a buon fine, il

mese successivo si invertono, avendo rapporti nei giorni dispari a partire dell'undicesimo giorno e riposando nei giorni pari.

2. Il celebre metodo della candela rovesciata, chiaramente messo in atto da lei, con o senza l'aiuto di lui (a seconda delle capacità atletiche di ciascuna), consiste nel tirare su le gambe ed il bacino dopo il rapporto, puntando i piedi verso il soffitto, con le gambe dritte e sorreggendosi con le mani sulla parte lombare, eventualmente poggiando i gomiti sul letto, per maggior comodità. Si dovrebbe mantenere la posizione per uno o due minuti. Il metodo andrebbe applicato quotidianamente 12, 13 e 14 giorni dopo l'inizio del ciclo.

3. Il test di ovulazione è un test, venduto comunemente nelle farmacie e parafarmacie, che consente di sapere quando inizia l'ovulazione. L'applicazione del metodo è abbastanza intuitiva: appena sta per arrivare l'ovulazione, trovate il tempo di fare qualche tentativo nei prossimi 1-2 giorni. Se volete, poi potete anche continuare per tutto il mese, ma questo non aumenterà particolarmente le vostre probabilità di concepire.

4. Applicate i punti precedenti, partendo dal punto 3 e mettendo in pratica il punto 2 al momento giusto.

5. Rivolgetevi ad un medico.

6. Vedere punto precedente.

Vi informo che alcuni dei metodi sopra indicati, non sono supportati da alcuna base scientifica o medica, ma risultano curiosamente efficaci nella maggior parte dei casi.

CAPITOLO 3

Test di gravidanza

Premesso che questo libro è certamente più rivolto ad un pubblico maschile, che non femminile (principalmente per via dei processi logici impiegati, che sono decisamente più affini a quelli utilizzati dal genere maschile), è più che probabile che finisca per attrarre anche parecchie esponenti del gentil sesso. A tal proposito, per rendere il libro maggiormente comprensibile ad entrambi i potenziali genitori, è stato deciso di creare 2 versioni di alcuni passaggi cruciali per l'argomento trattato.

Questo capitolo, ad esempio, è stato diviso in 2 varianti: se siete una donna, leggete la variante 3-A e poi passate direttamente al capitolo 4, perché nella variante 3-B si parla di cose che non vi interessano molto (birra, calcio, poker, macchine sportive, videogiochi…) e vi potreste annoiare; se invece siete un uomo, leggete direttamente la variante 3-B, risparmiandovi tranquillamente lo sforzo di leggere la 3-A.

CAPITOLO 3-A

Test di gravidanza (variante per lei)

Se state per sottoporvi ad un test di gravidanza, vuol dire che esiste un ragionevole dubbio che possiate essere incinta. Cominciamo a toglierci quel ghigno isterico dal volto, ho detto "possiate"! Qui bisogna fare poi le dovute distinzioni, in quanto esistono diverse possibilità:

- gravidanza arrivata quasi per caso, senza essere particolarmente cercata
- gravidanza cercata disperatamente
- gravidanza indesiderata

Noi ci occuperemo esclusivamente delle prime due varianti, in quanto, per la terza drammatica possibilità, è consigliabile smettere immediatamente di leggere queste righe e rivolgersi invece a qualcuno che possa offrirvi soprattutto un supporto morale e magari qualche consiglio pratico per affrontare la situazione.

Se state cercando di avere un bambino, fate il test quando avete motivo di credere che possiate essere incinta.

Normalmente, un test con esito positivo è abbastanza attendibile, soprattutto se esistono i presupposti necessari per il concepimento (suppongo sia superfluo spiegare quali siano…). Un test con esito negativo potrebbe essere invece meno attendibile, per una serie di motivi, fra cui, ad esempio un errato utilizzo o una lettura sbagliata del risultato.

Nel caso voleste togliervi ogni dubbio, aspettate qualche ora, leggete le istruzioni PRIMA di fare il test e verificate POI l'esito. Se anche questo dovesse risultare negativo, cominciate a farvene una ragione; inutile continuare a provare i test di tutte le marche disponibili in commercio, in modo compulsivo, in quanto, continuare a fare il test ogni mezz'ora, non aumenta minimamente le probabilità di essere incinta (al limite aumenta le probabilità di trovare un test difettoso che possa darvi false speranze), anzi, al contrario, potrebbe causarvi una situazione di ansia e stress, tali da ridurre addirittura le possibilità di riuscita della vostra "missione".

Se proprio non riuscite a trattenervi, andate a farvi un esame del sangue, che vi chiarirà in modo inequivocabile ogni dubbio!

Se non siete incinta, non preoccupatevi, non è una cosa grave, anzi, è scientificamente provato che avete ottime probabilità di sopravvivere a questa eventualità! Dovete solo rilassarvi e continuare a provarci, sono certo che il vostro compagno apprezzerà la cosa! Eventualmente, se non lo avete già fatto, andate a leggervi il capitolo sui suggerimenti pratici per il concepimento.

Una cosa però è assolutamente fondamentale: qualunque cosa decidiate di fare, NON coinvolgete il vostro partner in questo "circo" dei test di gravidanza fino a che non abbiate ottenuto un doppio esito positivo, se non volete rischiare di essere presa per una povera pazza fissata! Lui non è "vittima" dell'istinto di maternità (che invece affligge subdolamente voi) e la cosa, oltre a sembrargli assurda, gli metterebbe addosso anche un senso di ansia o addirittura inadeguatezza, che non aiuterebbero di certo a raggiungere il risultato sperato.

Avete fatto il test ed è risultato positivo? Ok, mantenete la calma, sedetevi e respirate forte. Ho detto "forte", non "veloce"!! Altrimenti arriva troppo ossigeno al cervello e vi gira la testa. Fate solo dei respiri profondi...

Ora che vi siete calmate, è giunto il momento di verificare che l'esito del test sia corretto.

Prima di tutto, controllate sulle istruzioni se quello che è apparso sul test che avete appena fatto, corrisponde effettivamente ad un esito positivo.

Se avete sbagliato ad interpretare il risultato, che è invece negativo, tornate all'inizio di questo capitolo e ricominciate a leggere da capo, anzi, per punizione, ricominciate da capo tutto il libro! Se l'esito è effettivamente positivo, ripetete il test una seconda volta per avere la conferma del risultato.

Tutto confermato? Allora ci siamo! E adesso?

Tanto per cominciare, smettete di saltare come una gazzella e di arrampicarvi ovunque, perché è pericoloso! No, non per il bambino, è pericoloso per voi, potreste cadere e farvi male!

Ora dovete trovare il modo di dirlo al vostro lui. Se non voleva avere figli o avete fatto tutto questo per "incastrarlo", allora adesso avete un problema e vi suggerisco di fare appello a tutte le vostre doti di persuasione, sensualità e/o recitazione per convincerlo ad accettare in qualche modo la cosa, senza odiarvi per sempre…

Un piccolo suggerimento: la storia del "Miracolo! Non so proprio come sia potuto accadere!" oltre ad essere un po' datata, al giorno d'oggi è anche poco credibile. Forse sarebbe meglio provare con "So che non era in programma e, a dire il vero, sul momento sono rimasta piuttosto basita, ma poi in effetti l'idea di avere un figlio da te, che probabilmente prenderà le tue qualità (decidete voi quali, in base al soggetto che vi trovate davanti), devo dire che mi comincia a piacere...", o qualcosa di simile.

Se pensate che il figlio non sia suo, questo aggrava ulteriormente la situazione. Se poi esistono delle possibilità che, per una qualsiasi ragione (sulla quale non vogliamo indagare), il neonato possa nascere di un colore diverso da quello previsto dalle leggi di Mendel (qui dovreste trovare da sole il doppio senso, ma se volete un aiutino, leggete la nota integrativa in fondo al capitolo), allora sono spiacente di informarvi che ci sono davvero poche probabilità che la cosa vada a finire bene, perché pur inventando la scusa più credibile del mondo, le prove contro di voi sono a dir poco schiaccianti. Non è per scoraggiarvi, ma questo libro non può fare molto per aiutarvi a risolvere il problema nel quale vi siete andate a cacciare.

Se il vostro partner era invece favorevole all'idea di un pargoletto (o comunque non aveva manifestato apertamente il fatto di essere particolarmente contrario), il vostro compito sarà molto più semplice e certamente riuscirete a trovare il modo più adatto alla situazione, per informarlo. Se proprio non avete idee, potete sempre avvicinarvi a lui con estrema dolcezza/sensualità e mostrargli il test positivo, all'occorrenza spiegandogli cosa sia quella specie di termometro di plastica che tenete nella vostra mano tremante e cosa dovrebbero indicare quelle lineette colorate. Questo talvolta è reso necessario dal fatto che, purtroppo, questo accessorio tipicamente femminile, a meno che non incorpori un processore di altissimo livello tecnologico o quantomeno un giroscopio o un touch-screen, non rientra nell'elenco dei 500 tecno-gadget che lui conosce a memoria e riuscirebbe a far funzionare anche bendato, con le mani legate dietro la schiena... Eventualmente, per evitare di trovarvi nell'imbarazzante situazione di dover spiegare cosa sta succedendo, potete provare ad utilizzare un test provvisto di display, che trovate tranquillamente in farmacia, il quale indica il risultato, con una inequivocabile scritta "INCINTA", che sfido chiunque ad interpretare in modo errato!

Qualunque tecnica decidiate di utilizzare, evitate però assolutamente di fare scherzi tipo "sai caro, stavo pensando che forse staremmo meglio senza bambini, solo io e te..." per sorprenderlo poi con la notizia che avete in serbo per lui, perché, sebbene questo ai vostri occhi possa sembrare uno strepitoso uso della vostra proverbiale simpatia, gli uomini a volte sanno essere molto accomodanti con le loro compagne e, anche se magari non lo pensa davvero, potrebbe rispondere "adesso che mi ci fai pensare, hai proprio ragione, io ti davo spago perché pensavo che tu ci tenessi davvero tanto, ma in realtà sarebbe proprio un bel problema, cerchiamo di starci molto attenti…" e, oltre a rimanerci particolarmente male, a quel punto sarebbe decisamente più complesso comunicargli la notizia.

Se volete un consiglio, cercate di essere molto affettuose, carine, dolci e di non fargli mancare quello che aveva prima di questo momento, almeno per un po' di tempo. La sua vita sta per cambiare radicalmente (quasi quanto la vostra) e per lui potrebbe essere una situazione difficile da accettare.

Nota: *Mendel pose le basi degli studi della genetica, analizzando, fra le altre cose, l'ereditarietà (nelle piante) dei piselli di colori differenti.*

TEST DI GRAVIDANZA (variante per lei)

Come scoprire se il vostro compagno si è accorto che siete incinta, attraverso l'attenta osservazione di alcuni piccoli elementi quasi impercettibili

Di seguito trovate un elenco di affermazioni o situazioni. La lista è piuttosto breve, perché non sarà difficile capire se il vostro partner sospetta qualcosa, dal momento che i maschi sono mediamente abbastanza diretti e schietti. Leggete i vari punti e mettete un segno in corrispondenza delle situazioni con risposta affermativa. Potete utilizzare il mezzo che volete: matite, penne, pennarelli, inchiostro di china, pastelli, evidenziatori, pennelli. Sbizzarritevi, tanto è assolutamente improbabile che il vostro compagno venga a leggere questa parte, visto gli si era data la possibilità di saltarla e passare oltre...

- Ultimamente vi guarda in modo strano e vi ha chiesto se siete incinta.

- Da qualche tempo, osserva con sospetto un libro sulla gravidanza che ha scorto sul vostro comodino.

- Ha fatto qualche osservazione circa il fatto che, ultimamente, i vostri assorbenti non appaiono più sulla lista della spesa.

Dopo aver evidenziato le affermazioni che vi riguardano, assegnate 1 punto per ogni risposta affermativa e verificate l'esito del test in base ai punteggi riportati di seguito:

- Punti 0: non sospetta minimamente che possiate essere incinta.
- Da punti 1 a 2: certamente sospetta qualcosa.
- Punti 3: lo sa! O comunque ha elementi sufficienti per capirlo.

CAPITOLO 3-B

Test di gravidanza (variante per lui)

Attenzione: la lettura di questo capitolo è categoricamente vietata alle persone deboli di cuore e alle donne in gravidanza!

Se state leggendo questo libro, succederà. Prima o poi, succederà. Sempre che non sia già successo! Anzi, a pensarci bene, se state leggendo questo libro, è probabile che non sia per una vostra scelta assolutamente "spontanea", ma che vi sia stato suggerito da qualcuno… e quindi, se non vi è già stato comunicato, è probabilmente imminente.

Lei vi si avvicinerà con uno strano sorriso sul volto, che trasuda felicità e gioia. A quel punto le possibilità sono due, ma purtroppo, le probabilità che abbia vinto una grossa somma di denaro alla lotteria sono davvero poche, quindi resta solo l'altra possibilità: è incinta!

Niente di tragico, è tutto a posto. Sapevate che era solo questione di tempo!

So cosa state pensando: "Tanto è una cosa che succede a tutti, nascono 4 bambini ogni secondo… E poi lei lo desiderava così tanto! Sono certo che ora sarà così felice, che le cose andranno alla grande. Sarà tutto come prima, ma più bello!".

E invece no! Anzi, non c'è nemmeno bisogno che io dica nulla, tanto non ci credete nemmeno voi a quello che avete pensato!

Spostatevi un attimo in disparte, allontanatevi dalla vostra compagna, che devo dirvi una cosa in privato. Fatto? Siete soli? Bene, allora possiamo parlare chiaramente, da uomo a uomo.

Andiamo a prenderci una bella birra gelata, o un aperitivo se preferite e parliamo di cose da uomini: calcio, macchine sportive, tecnologia, film d'azione, libri di fantascienza, quello che volete. Sfogatevi! Parliamo di tutto quello che vi interessa di più e già che ci siamo, prendiamoci un'altra birra, perché questo, probabilmente, sarà l'ultimo momento che avrete per voi nei prossimi anni! Non voglio spaventarvi, voglio solo rendervi consapevoli della situazione, in modo da non essere completamente impreparati…

Non c'è bisogno di indorare la pillola, siamo uomini: razionali e diretti, un po' "ruvidi" se volete, ma preferiamo sapere subito le cose come stanno; i termini esatti per trasmettere il messaggio, sono più o meno irrilevanti, non ci serve un modo "carino" o un particolare tatto per esprimere un concetto, purché sia chiaro ed inequivocabile: "avete praticamente chiuso con tutto ciò che non sia direttamente riconducibile, attraverso un singolo passaggio logico, ad un portatore sano di pannolini!"

Al momento vi sentirete certamente un po' storditi, è assolutamente normale, soprattutto se la cosa era inaspettata. Cercate però di non far trasparire il vostro stato confusionale e, nel caso non ci doveste riuscire e lei ve lo domandasse, ditele che siete semplicemente sorpresi, ah, importantissimo, "piacevolmente sorpresi", perché solo "sorpresi" non va bene, in quanto può avere anche accezioni negative. Considerate che per lei questo è il momento più bello della sua intera esistenza! Purtroppo per un uomo è difficile capirlo, perché in effetti, fino a che non vede fisicamente nascere il bambino, non lo riesce a "sentire" realmente e completamente parte della sua vita.

Per darvi un'idea della sensazione che lei prova in questo particolare frangente, è probabilmente paragonabile a quella che provereste voi se un giorno si avverassero contemporaneamente 3 a scelta fra le seguenti situazioni:

- essere promosso Presidente della vostra azienda.

- vincere 1 milione di euro alla lotteria.

- ricevere in regalo una Ferrari ultimo modello.

- essere convocato per giocare come titolare nella vostra squadra di calcio del cuore.

- essere scelto come attore protagonista per un film di Hollywood con tanti famosi attori e attrici.

- superare la selezione come astronauta per la prossima missione spaziale.

- sviluppare la capacità di leggere il pensiero degli altri.

- scoprire di essere in grado di spostare gli oggetti con la mente.

Una volta scelte le 3 situazioni che fanno al caso vostro, esserne entrato in possesso ed aver comunicato alla vostra compagna il lieto evento, come reagireste se lei vi dicesse: "A dire la verità, non mi pare niente di eccezionale, sono cose che agli altri succedono tutti i giorni, non sei mica speciale!"? Beh, ve lo dico io, non reagireste benissimo, o almeno ci rimarreste molto male (c'è da dire però, che essendo maschi, questa situazione di malessere durerebbe non più di 7 secondi, poi prevarrebbe comunque la felicità per le 3 situazioni di cui sopra, ma lo stesso non varrebbe per una donna, che ha in genere una sensibilità esponenzialmente superiore a quella di un uomo). Quindi, nel momento in cui vi darà la notizia che state per diventare padre, invece di dire "che bella notizia! Sono contento per te. Che c'è stasera per cena tesoro?", comportatevi come avreste voluto che si comportasse lei nell'eventualità che foste diventati attore/astronauta/calciatore ecc. e mostrate la vostra gioia come se si fossero avverati i vostri sogni... Evitate però di farvi "beccare" subito dopo mentre recitate l'Amleto davanti allo specchio o vi mettete in testa la boccia vuota del pesce rosso, solo perché state ancora pensando di essere davvero diventato attore, astronauta...

TEST DI GRAVIDANZA (variante per lui)

Come scoprire se la propria compagna è incinta, attraverso l'attenta osservazione di alcuni piccoli elementi quasi impercettibili

Di seguito trovate un elenco di affermazioni o situazioni. Mettete un piccolo segno a matita, in corrispondenza delle situazioni con risposta affermativa. Cercate però di non calcare troppo, perché alla fine del test dovrete prontamente cancellare tutte le crocette e segni vari, per evitare che lei scopra le vostre risposte e possa usarle contro di voi.

- Nel bel mezzo di una conversazione, lei improvvisamente crolla addormentata (e la cosa normalmente non succede con tutte le altre persone con cui parlate).

- Mentre vi state gustando una cenetta romantica, lei scappa alla toilette per dare di stomaco (e la cosa normalmente non succede con le altre persone con cui uscite).

- E' da un po' che non si lamenta di avere il ciclo, ma si comporta come se lo avesse da oltre un mese (mentre prima questi comportamenti duravano meno di una settimana).

- E' diventata piuttosto vorace e mangia molto più spesso del solito (e non ha iniziato una estenuante attività sportiva).

- Alterna momenti di proccupante depressione ad improvvisi (ed altrettanto preoccupanti) attimi di felicità più o meno immotivata (e gli psicologi che avete interpellato, non hanno rilevato particolari disturbi patologici).

- Non mangia più frutti di mare e pesce crudo (mentre prima faceva concorrenza ad un orso canadese).

- Non mangia più alcuni tipi di affettati, tipo il prosciutto crudo (e non vi risulta che nel frattempo abbia avuto un'illuminazione e si sia convertita ad un'altra religione).

- Non beve praticamente più alcolici (mentre fino a poco tempo fa era campionessa indiscussa di "serie ininterrotta di rhum e pera" nel "club degli alcolisti" del pub sotto casa).

- La sua borsa è così piena di caramelle, gomme, mentine e cioccolatini, da sembrare la calza della befana (mentre prima straripava di accendini e pacchetti di sigarette).

- Mentre siete in giro a fare shopping, passa più tempo davanti alle vetrine di negozi pre-maman e per bambini che non alle boutique di alta moda (e la sua migliore amica non è incinta).

- In palestra ha sostituito i corsi di arti marziali e aerobica estrema, con la ginnastica posturale e il nuoto (e gli istruttori di questi ultimi non sono modelli palestrati).

Dopo aver evidenziato le affermazioni che vi riguardano, assegnate 1 punto per ogni risposta affermativa e verificate l'esito del test in base ai punteggi riportati di seguito:

- Da punti 0 a 1: non vi fate suggestionare, è tutto più o meno normale, ci sono scarse probabilità che sia incinta.
- Da punti 2 a 4: potrebbe essere un caso, ma avete un 50% di probabilità di diventare padre entro 9 mesi.

- Da punti 5 a 8: a meno che non abbia deciso di dare una svolta radicale alla sua vita, si direbbe che state per ricevere una notizia importante.

- Da punti 9 a 11: tranquilli, si tratta solo di una coincidenza, infatti sia i vostri genitori che quelli della vostra compagna stanno per diventare contemporaneamente nonni!

CAPITOLO 4

Qualcosa è cambiato...

Inutile negarlo, le cose cambiano. Magari cambiano prima o cambiano poi, cambiano poco o cambiano molto, cambiano raramente o cambiano spesso, ma comunque cambiano. Sì, lo so che esiste un detto popolare che sentenzia "certe cose non cambiano mai", ma quello riguarda solo la politica, non le cose reali di tutti i giorni. E non cambiano solo le cose, cambiano anche le persone. Sì, so anche che ci sono alcuni presentatori televisivi che sembrano non cambiare mai e che anche vostra nonna se li ricorda, sin da quando era bambina, esattamente così come sono ora, ma questo dipende dal fatto che insieme alla loro età, avanzano anche la medicina, la chirurgia e la tecnologia degli effetti speciali...

Comunque sia, nel vostro caso, le cose e le persone cambiano, facciamocene una ragione. Più che le cose, in realtà sono le varie situazioni a cambiare ed è piuttosto normale, se ci pensate, in quanto si adattano agli eventi.

Se volessimo analizzare la faccenda più da vicino, per spiegarvi bene cos'è che cambierà a partire dal momento in cui inizia la gravidanza, impiegheremmo un anno intero e, voi, non avete a disposizione tutto questo tempo libero. Ma se voleste farvi un'idea, almeno di massima, su cosa vi aspetta di diverso dalla vostra situazione attuale, questo è più fattibile…

CAPITOLO 4-A

Qualcosa è cambiato... (variante per lei)

Allora, per prima cosa, è necessario che vi prepariate una bella tazza di tisana rilassante (se non ne avete, va bene anche una camomilla), vi aiuterà ad aprire la mente (o almeno a restare calme). Una volta pronta la tisana, mettetevi comode, in una posizione dalla quale non potete cadere a terra facilmente, ad esempio sdraiate sul letto o su un divano. Fatto? Siete pronte? Allora bevete un bel sorso di tisana, sentitevi rilassate e iniziamo a dare uno sguardo sul futuro.

Di seguito troverete una serie di argomenti o situazioni, con una breve descrizione di come cambieranno le cose, durante e dopo la gravidanza, per voi ed il vostro partner. Gli argomenti sono stati inseriti volutamente in ordine sparso, senza seguire un crescendo di priorità, non tanto per lasciarvi col fiato sospeso, ma perché, in generale, ognuno ha una sua personale scala d'importanza che assegna ad ogni cosa, in base alla propria educazione, carattere o attitudini ed è altamente improbabile che questa coincida anche solo vagamente con quelle degli altri.

Cibo

- *durante:* vi toglieranno la possibilità di mangiare (o anche solo assaggiare) e bere, quasi un terzo dei prodotti che oggi considerate commestibili, tra cui alcuni esempi sono: sushi e pesce crudo in generale, prosciutto crudo, salame, pancetta, speck, alcuni formaggi, dolci che contengono uova non cotte, come zabaione, gelati artigianali alle creme o tiramisù, crostacei, carne poco cotta, frutta e verdura non lavata scrupolosamente e molto altro ancora. Inoltre vanno ridotte praticamente al minimo, se non addirittura eliminate, le bevande alcoliche. Come se non bastasse, avrete una fame quasi ingestibile e guarderete con occhi diversi, tutti gli alimenti che vi passeranno vicino, arrivando anche a bramare disperatamente una fetta di prosciutto crudo. Purtroppo, la dieta alimentare che vi si chiede di seguire, non è finalizzata a mantenere una linea invidiabile fino all'ottavo mese, bensì mira ad evitare problemi e malattie serie al feto (come ad esempio la toxoplasmosi), quindi cercate di rinunciare ai cibi della lista nera, per quanto vi possano attirare. Sappiate che non ne vale comunque la pena, tanto con le nausee che vi assaliranno costantemente, darete di stomaco spesso e volentieri...

- *dopo:* una volta nato il bimbo, potrete mangiare qualcosina in più a livello di menù, ma visto che vorrete rientrare in forma prima possibile, certamente farete attenzione a non esagerare con certi cibi.

- *il vostro partner:* ecco, lui in questo è abbastanza sfortunato, perché, pur potendo mangiare ciò che vuole, sarà, suo malgrado, invitato a seguire la vostra dieta, se non altro perché dubito che si vogliano preparare pasti diversi per ognuno e perché, probabilmente, per evitare i vostri raptus mangerecci notturni, in frigo molti cibi non ci saranno comunque.
La pizzeria sotto casa, ringrazia per lo stanziamento del budget extra e porge le sue felicitazioni per il lieto evento…

Sonno

- *durante:* qui purtroppo andrà sempre peggio. Inutile darvi false speranze! Mi sembra anche abbastanza ovvio, visto che la pancia crescerà sempre più ingombrante e sarà sempre più difficile da gestire. Tra l'altro, l'inquilino che la abita, ancora non osserva le regole che gli darete riguardo all'ora di andare a letto e fa un po' come gli pare, spesso scalciando come un puledro ad un rodeo, nel bel mezzo della notte. Provate a dormire sul fianco, dovrebbe aiutare. Se non funziona, potete sempre passare la notte a contare i secondi che mancano alla nascita.

In compenso, nei primi mesi di gravidanza, avrete molto più sonno del solito e crollerete in continuazione nel mondo dei sogni.

- *dopo:* se vivete in un condominio molto fortunato, dopo la nascita andrà molto meglio. Il pupo potrebbe arrivare a farsi anche quattro ore di sonno di fila, che forse non sembreranno molte, ma fidatevi che è comunque un gran lusso!

Se conoscete dei genitori che vi dicono che il figlio neonato dorme dalle sette di sera alle nove di mattina ininterrottamente, forse è solo perché sono troppo stanchi per sentirlo urlare come un disperato tutta la notte...

Per quelli meno fortunati, era meglio quando stava in pancia, si agitava comunque, ma almeno stava zitto! Alcuni bimbi si svegliano, più o meno regolarmente, anche cinque o sei volte per notte, per un bel po' di tempo, prima di migliorare le loro abitudini notturne e, il ricorso al cloroformio per questi usi, credo sia decisamente illegale, oltre che altamente pericoloso. Quindi armatevi di tanta pazienza e cercate di dormire appena avete un momento libero.

- *il vostro partner:* anche qui devo dire che non se la passa bene, perché prima sarete voi a tenerlo sveglio perché non riuscite a dormire e vi agitate come se aveste le pulci e poi ci penserà il pargolo. Piccolo particolare: lui molto probabilmente non è in "maternità" e la mattina dopo deve andare al lavoro...

Sesso

- *durante:* chiedete al vostro medico per conferma, ma in generale, non risulta che ci sia alcuna controindicazione in merito. Vi dirò di più, il livello dei vostri ormoni sarà così alto che farete quasi più fatica a stare tranquilla!

- *dopo:* gli ormoni che avevate durante la gravidanza, devono essere stati espulsi insieme al bimbo, perché non ce n'è più traccia nei vostri comportamenti. Non so se dipenda dal trauma del parto, ma è improbabile che nei prossimi mesi la pratica di tale attività vi sfiori anche solo lontanamente il pensiero…

- *il vostro partner:* in generale, sarà piacevolmente sorpreso durante la gravidanza, fra la taglia extra del seno, la vostra crescita del desiderio ed il non trascurabile dettaglio di non rischiare di mettervi incinta. Purtroppo per lui, non ha nemmeno la più pallida idea dei tempi di "magra" che lo attendono al varco! Beh, visto che invece voi a questo punto ne siete a conoscenza, magari potreste farlo divertire adesso…

Umore

- *durante:* questa cosa la dovete assolutamente sapere! So che sconvolgerà il vostro io interiore, minando le fondamenta delle vostre certezze, ma è necessario che la sappiate. Il vostro umore è instabile! Siete sconvolte dalla notizia? Io per niente, perché è una cosa risaputa a tutti gli esseri umani di sesso diverso da quello femminile, ma visto che vi scandalizzate sempre, quando qualcuno ve lo fa notare, ho pensato che forse non ne eravate al corrente ed era opportuno informarvi. Durante la gravidanza, purtroppo, la cosa peggiorerà sensibilmente. Inoltre verranno enfatizzati tutti i vostri stati d'animo, in particolare quelli depressivi, quindi non preoccupatevi se passerete più tempo a piangere che a respirare, perché è assolutamente normale. C'è poco da dire o da fare, la gravità di questa cosa la potete immaginare da sole, state solo attente a non esagerare per poi pentirvene.

- ***dopo:*** forse piangerete un po' meno e urlerete un po' di più, ma in generale, cambierà molto poco, visto che sarete abbastanza intrattabili a causa della stanchezza dovuta al sonno. Il problema principale è che ora non sarete più le uniche ad essere nervose.

- ***il vostro partner:*** cercherà probabilmente di assecondarvi (nei limiti del possibile) nella fase della gravidanza, anche perché lui sarà ancora in condizioni più o meno normali, o comunque sotto controllo. Purtroppo, dopo, si troverà nella vostra stessa situazione di stress e stanchezza, quindi cercate di non far volare troppi insulti e oggetti delicati, evitando accuratamente di discutere in cucina, dove ci sono utensili affilati e pericolosi.

Amici

- *durante:* la vostra nuova condizione, attirerà intorno a voi molte amiche, che verranno a congratularsi, ad informarsi, a fornire consigli e soprattutto giudizi sulla vostra forma fisica. Al contrario però di quello che si potrebbe pensare, nel 99% dei casi, i giudizi sul vostro fisico saranno positivi o almeno non negativi. Non risulta nessun caso in cui, sebbene la gestante possa aver preso 30 chili di peso, qualcuno le abbia detto "ma sei diventata enorme o sono io che ti vedo deformata come le trasmissioni sui TV 16:9?". Nella grande maggioranza dei casi, la reazione sarà invece qualcosa del tipo "al settimo mese? Ma scherzi? Sembri al massimo al terzo. Sei un fiore, stai benissimo. Qual è il tuo segreto?". In effetti, per una parte di voi sarà anche vero, quindi, non potendo dare per scontato che stiano solo cercando di essere delicate nei vostri confronti, prendetevi i complimenti così come vengono, senza fare troppe storie, certamente vi faranno piacere.

- *dopo:* subito dopo il parto, ci sarà un bel via vai di gente che vuole venire a vedere il bimbo. Questo vale in realtà solo per il primo figlio, in quanto dal secondo in poi, potrebbe passare un bel po' di tempo prima che lo vengano a trovare, mentre se arrivate addirittura al terzo o più, vi consiglio di portarvi dietro una sua foto, perché è improbabile che altrimenti, parenti e amici, lo vedano mai. Una volta fatto il debutto ufficiale del pupo in società, perderete praticamente tutti i contatti diretti (ad esclusione di quelli telefonici), con quasi tutti i conoscenti. Questo è dovuto al fatto che d'ora in poi avrete esigenze ed interessi completamente diversi da quelli degli amici senza prole e sentirvi parlare solo di colichette, pannolini, parto cesareo o naturale, allattamento al seno e latte artificiale, non suscita particolare interesse in loro, mentre per voi, in questo momento, sono gli unici argomenti che valga la pena affrontare. Inoltre, essendo la vita con bambini, logisticamente più complicata di quella da soli adulti, cominceranno pian piano a smettere di chiamarvi per andare in qualsiasi posto che non sia un parco, perché ci sono troppe complicazioni. Sebbene gli altri si ostinino a trattarvi come una persona affetta da una rara malattia contagiosa, non sarà comunque facile per voi rassegnarvi al fatto che, avendo dei figli, non potete più fare la vita di prima. Purtroppo però, vostro malgrado, sarete categoricamente costrette a cambiare i ritmi e rinunciare ad una lunga serie di attività con le persone che non ne hanno e che sono poco inclini a sacrificare il loro stile di vita per adeguarsi al vostro. Una buona parte di voi, più per una questione di principio che di effettiva necessità, non vorrà rinunciare alla vita che faceva prima, pur tuttavia non riuscendo a staccarsi dal proprio pargolo e quindi, si ostinerà a portarlo letteralmente ovunque (matrimoni, funerali, discoteche, feste, in barca, in mongolfiera e chissà che altro), rendendo la propria situazione di stress ancora più pesante.

Credo sia bene chiarire che chi ha bambini, non è malato, al più, può essere considerato "diversamente operativo", che purtroppo, nella vita frenetica di tutti i giorni, comporta una differente velocità di marcia rispetto agli altri e quindi molto spesso una certa incompatibilità a svolgere insieme, attività anche semplici. In compenso, vi ritroverete circondati di vecchi e nuovi amici con figli di un'età simile a quella del vostro, con i quali condividerete tutte le vostre esperienze quotidiane, trucchi e consigli per far fronte alle sfide di tutti i giorni con il vostro figlioletto e con cui passerete innumerevoli ore al parco. Inoltre è probabile che sentirete più frequentemente la perfetta sconosciuta, che il caso ha voluto fosse vostra vicina di letto in ospedale dopo il parto, che non le colleghe con cui vivete fianco a fianco 9-10 ore al giorno da oltre 10 anni.

- *il vostro partner:* anche lui dopo la nascita, viste le diverse esigenze ed orari, ridurrà di molto le frequentazioni abituali di amici senza figli, che usciranno la sera quando per lui è ormai ora di rientrare a casa dalla famiglia. Visto che nel giro di pochi mesi, perderà comunque di vista tutte le amicizie che coltivava da anni, anche lui, potrebbe cominciare a farsi nuovi amici, che sono poi i partner delle mamme (nonché i padri dei bimbi) con le quali andate al parco durante il giorno e con cui ci si vedrà più o meno regolarmente anche nei week end.

Tempo

- *durante:* per i più svariati motivi, nell'arco dei nove mesi della gravidanza, avrete parecchio tempo libero. Purtroppo però, lo avrete solo perché molte delle cose che facevate prima (o che avreste voluto fare), non riuscirete a farle ora, mentre molte altre non è proprio consigliabile farle.

- *dopo:* una volta nato il bimbo, tra un allattamento, un cambio pannolino e un disperato tentativo di farlo addormentare, di tempo ve ne resterà ben poco. Tentare di fare la martire non gioverà a nessuno, quindi se qualche nonno si offre di darvi una mano, accettate senza fare complimenti e sfruttate come meglio potete quei pochi minuti di libertà che vi regalerà.

- ***il vostro partner:*** per lui sarà come avere una clessidra con una durata di nove mesi: la sabbia scende e il tempo scorre, diventando sempre di meno, finché non ne resterà più nulla…

CAPITOLO 4-B

Qualcosa è cambiato… (variante per lui)

L'importante è restare calmi. Non c'è nulla di cui aver paura. Si tratta solo della vostra vita, nella sua quotidianità, che cambia. Tutto qui. Voi fate finta di niente e adeguatevi ai nuovi ritmi secondo le necessità. Sappiate che è assolutamente vano tentare di resistere, verreste certamente sopraffatti dal lato oscuro della gravidanza! Dovete semplicemente rassegnarvi e lasciare che la vostra vita venga plasmata dal repentino quanto inesorabile cambiamento che vi attende in agguato.

Vi starete probabilmente chiedendo "ma cos'è che cambia?" e la risposta è: tutto!

Tutto quello che vi riguarda, sarà in qualche modo influenzato dalla gravidanza della vostra compagna e poi dalla nascita del vostro pargolo. Dalle cose più importanti alle più banali, tutto subirà, vostro malgrado, una metamorfosi.

Di seguito trovate alcune delle situazioni più comuni, solo per darvi un'idea:

- *Cibo:* è probabile che prima dovrete seguire una discutibile dieta alimentare, per far fronte alle esigenze della vostra compagna in gravidanza e che, in seguito, vi ritroviate nel piatto pietanze particolarmente simili nella forma, aspetto, colore e sapore, a quelle somministrate al pupo (una volta svezzato). Chiaramente su questo punto può influire sensibilmente un'eventuale passione sfrenata per i fornelli, da parte della vostra dolce metà.

- *Sonno:* se riuscite ancora a dormire, approfittatene ora e fate il pieno, perché poi per qualche anno, potrete tranquillamente fare a meno del letto, visto che difficilmente riuscirete a superare i 30 minuti di sonno continuativo…

- *Sesso:* in confronto a questo argomento, con il sonno vi andrà alla grande! Il sesso dopo il parto diventerà un raro evento, di cui potrete tranquillamente segnare le date sul calendario, saranno comunque meno di quelle segnate in rosso per le festività nazionali. Certamente anche qui potrebbe influire un insolito desiderio della vostra partner, ma in questo caso parliamo di una probabilità al di sotto del 3% dei casi, che possiamo considerare quasi trascurabile (sebbene auspicabile). Con il passare degli anni, per molte coppie le cose tendono a migliorare, quindi non gettate la spugna e incrociate le dita!

- *Umore:* molto probabilmente la vostra compagna tenderà ad essere un po' nervosa, ma se la cosa vi spaventa, non temete, dopo il parto, a causa di quanto riportato nei punti precedenti, lo sarete anche voi, così potrete combattere ad armi pari!

Inoltre, durante la gravidanza, ogni volta che farete o direte qualcosa che le darà fastidio, lei lamenterà subito di accusare dolori alla pancia. Purtroppo nessuno è in grado di dirvi con certezza se questo sia vero o meno, ma sappiate che ribattere stizziti che anche voi a questo punto cominciate ad accusare rotture un po' più in basso, non produrrà alcun risultato utile a migliorare la situazione.

- *Amici:* per un certo tempo, continuerete a frequentarvi, se non altro perché il vedervi annaspare per la vostra situazione, farà sembrare ai loro occhi, la loro stessa vita più serena e piacevole di quanto effettivamente sia in realtà, mentre voi avrete modo di sfogarvi un po'. Con il passare del tempo però, i ritmi quotidiani saranno così diversi da rendere difficili, se non impossibili, le relazioni con persone non munite di prole. Non preoccupatevi, il mondo è pieno di gente che sta sulla vostra stessa barca, che a dire il vero è anche abbastanza piccola, quindi vi farete nuovi amici con le vostre stesse necessità e difficoltà in men che non si dica. Il motivo è forse riconducibile al fatto che ci possa essere un fondo di verità nel proverbio "mal comune, mezzo gaudio". Nel giro di pochi mesi, frequenterete quasi esclusivamente famiglie con bambini dell'età del vostro e con buona probabilità vi accorgerete che ora avete molte più cose in comune con loro che con il vostro migliore amico che conoscete da vent'anni, ma che, malauguratamente (per lui o per voi) non ha figli.

- *Tempo:* si sa, il tempo è relativo. Nel vostro caso, dopo il parto, diventerà "relativamente" poco! Non avrete praticamente più tempo libero. Per una qualche oscura ragione, non riuscirete più a ritagliarvi nemmeno qualche ora a settimana per voi stessi, perché la vostra famiglia avrebbe bisogno di voi 35 ore al giorno. Fatevi i conti di quante ve ne avanzano disponibili…

A questo punto suppongo che almeno una vaga idea ve la sarete fatta, ma se non avete ancora chiaro il concetto, forse con un esempio più concreto andrà meglio.

Avete presente la vostra spider da 240 cv che vi è costata 11 anni di sudati risparmi (e di cui magari state ancora pagando le rate)? Bene, non c'è più! No, tranquilli, non ve l'hanno rubata, ma avete ancora pochi mesi di tempo per offrirla alla concessionaria, in permuta per un'auto "più familiare"…

No, quello splendido SUV non va bene, perché la vostra compagna li giudica troppo aggressivi e quindi non possono essere considerati adatti ad una famiglia con dei bambini.

Sì, quella berlina di lusso certamente la accetterebbe di buon grado, ma questa mi sento di sconsigliarvela io, per i seguenti motivi:

- il bambino renderà necessario l'utilizzo di ordigni nucleari per bonificare mensilmente i sedili posteriori dove è alloggiato il suo seggiolino e che diventeranno ben presto la sua tana, una specie di habitat naturale (o quasi), in cui lui regna sovrano, praticamente incontrastato.

- a meno che non siate uno di quei rarissimi casi di ragazzo-padre (e la lettura di questo libro lascia supporre che non lo siate), la vostra nuova fantastica auto, con allestimento adatto al trasporto bambini, sarà guidata da voi solo nel week-end (e solamente se passerete l'intera giornata con il pupo), in quanto durante la settimana, chi si occupa maggiormente del pargolo è la vostra compagna, che sarà quindi "suo malgrado" costretta a prendere la splendida auto di cui sopra.

- avendo già speso molti soldi per la lussuosa berlina (utilizzata dalla vostra compagna), sarete costretti a recarvi al lavoro con i mezzi pubblici (non vorrete certo far stare in pensiero una donna in gravidanza, prendendo uno scooter!) o al massimo con un'automobilina molto economica.

- per poter utilizzare VOI la nuova mitica berlina, esiste tuttavia una possibilità: dovrete comprare alla vostra compagna uno di quei modelli di auto molto trendy, che piacciono tanto alle ragazze. Per intenderci, sto parlando di quelle macchine che hanno un rapporto qualità/prezzo di 1 a 8 (o peggio), che però dovranno essere equipaggiate con allestimento bambini e abbastanza comode e spaziose per portare tutti i relativi accessori: passeggino, borsa per il cambio pannolini, fasciatoio pieghevole, stoviglie da bimbo con pappine varie e relativo fornello da campo per scaldarle, ombrello per sole/pioggia, una cesta di giochi e sonaglini vari, ecc. Purtroppo sono spiacente di informarvi che, al momento di andare in stampa, questo modello non è ancora stato prodotto, né risulta attualmente fra i prototipi a cui stanno lavorando le varie case automobilistiche.

Fatevi un favore, prendete una bella station wagon. Le donne non si trovano a loro agio con questa categoria di veicoli, poco agevoli nel traffico e poco pratici da parcheggiare, ma al tempo stesso non possono obiettare che non sia una macchina familiare e così la lasceranno a voi, accettando certamente qualsiasi monovolume o auto normale offrirete loro per l'uso quotidiano. Inoltre, queste auto, come si può facilmente intuire, avendo cinque porte con "blocco sicurezza bambini" (che sfortunatamente non serve a tenere bloccato il bambino, bensì lo sportello), sono certamente più pratiche di quei modelli a tre porte e decisamente più salutari per la schiena (sì, forse adesso ridete, ma cambierete idea dopo aver sollevato 200 volte al giorno qualcuno che pesa come un acquario il cui volume aumenta costantemente di un litro al mese... è senz'altro più di compagnia, ma è decisamente meno comodo da portare!).

Altro optional che risulta particolarmente comodo, se non addirittura indispensabile, è il cambio automatico (no, purtroppo non è riferito al bambino che abbia sporcato il pannolino, ma al cambio delle marce o rapporti dell'auto), perché con un bambino a bordo è costantemente necessaria almeno una mano libera. In aggiunta alla mano libera, questo optional ridurrà drasticamente il livello di stress durante la guida e vi posso assicurare che se avete un bebè, quello di cui già disponete in quantità davvero imbarazzanti, è proprio lo stress.

Al di là dell'auto, ci sono poi tante altre cosette a cui sarete costretti o "invitati" a rinunciare, ma non è possibile certo elencarle tutte... Se volete comunque farvi un'idea, scrivete una lista di tutto quello che fate adesso, raggruppando le attività in blocchi da dieci voci. Una volta che avete finito la suddivisione, depennate a caso nove voci per ogni blocco e verificate che la voce rimasta in ogni gruppo non sia palesemente improbabile o inconciliabile con la vita da genitore, altrimenti depennate anche quella. Tutte le attività che rimangono ancora disponibili, sono circa il doppio di quelle che potrete conservare nei prossimi 3 anni (sempre che nel frattempo non vi nasca un altro figlio, nel qual caso valgono i 3 anni di età dell'ultimo figlio nato). A questo punto, se non avete ancora finito l'inchiostro, scegliete voi la metà da cancellare. Se per caso avete tentato di fare i furbi, depennando il lavoro dalle attività, dovete necessariamente reintegrarlo a scapito di una delle attività "superstiti"...

Ci sono però alcune cose/attività che, agendo con una certa arguzia e/o sborsando una considerevole somma di denaro, potreste riuscire a conservare comunque. Ad esempio, un Circolo Sportivo: potreste continuare a frequentarlo e magari riuscire anche a svolgervi attività sportiva, a patto che abbia una piscina, un'area attrezzata per i bambini e che iscriviate anche la vostra partner e relativa prole. In questo modo, quando loro andranno in piscina/circolo, sarete autorizzati ad andare anche voi, accompagnandoli con tutta la necessaria attrezzatura (che avrà un volume più o meno equivalente all'equipaggiamento militare movimentato dall'esercito americano durante la guerra del Golfo...). Peccato che a quel punto sarete probabilmente troppo stanco e stressato per avere le forze di svolgere una qualsiasi attività fisica in aggiunta a quella respiratoria... Mi sento però anche in dovere di informarvi che purtroppo, anche nel caso in cui doveste riuscire a reperire un sistema respiratorio artificiale che all'occorrenza vi aiuti a recuperare in fretta le forze, non sarà possibile pianificare la vostra attività sportiva con più di mezz'ora di anticipo. Infatti i bambini hanno doti da sensitivi e ogni volta che pianificate qualcosa, loro lo percepiscono e, se hanno abbastanza tempo a disposizione, riescono ad elaborare una sottile strategia per mettervi i bastoni tra le ruote, con problemi di salute o altro. Nel caso si tratti poi di un evento particolarmente importante, sono addirittura in grado di farsi venire all'improvviso qualche malattia esantematica, riducendo a poche ore, in caso di necessità, anche il tempo di incubazione, che generalmente è di minimo 5-7 giorni! Lo so, è abbastanza inquietante e spaventoso. Sappiate dunque che l'unica possibilità che avete per contrastare questi loro super-poteri, è di non fargli percepire con largo anticipo che sta per succedere qualcosa. Dovete coglierli di sorpresa! La scienza non è ancora riuscita a spiegarci perché questo riesca ad inibire la loro capacità di ammalarsi improvvisamente. E' possibile che la causa sia da ricercare nelle endorfine prodotte dall'organismo per via dell'evento inatteso, ma è meglio non farsi troppe domande e fare invece buon uso, senza troppi rimorsi (visto che in fondo è anche per il loro bene), di questa tecnica raffinata in anni di esperimenti su un'interminabile serie di cavie umane volontarie, ansiose di trovare una soluzione a questo diffuso quanto incredibile fenomeno.

E' necessario inoltre non dimenticare che il tempo di preparazione di un bambino per uscire da casa è variabile tra una e tre ore (a seconda dell'esperienza, capacità organizzativa e abilità manuale dei genitori) e questo, chiaramente, non aiuta molto la pianificazione di attività svolte al di fuori delle proprie mura domestiche. Generalmente, quello che accade è che la madre regge il bambino, temendo che possa tentare la fuga e, senza distogliere lo sguardo dalla creatura, dirige le operazioni, impartendo compiti a chiunque le capiti a tiro, mentre il padre esegue mestamente gli ordini, facendo uso di tutte le proprie energie e falangi delle dita di mani e piedi, per portare i 28 pacchi/borsoni/accessori/attrezzature/vivande che di media occorrono per qualsiasi tipo di trasferimento con prole, preoccupandosi anche di spegnere le luci, chiudere a chiave la porta di casa e buttare la spazzatura, mentre la compagna esce cautamente con il bambino in braccio.

Prima che possiate travisare la realtà delle cose, è importante però chiarire a questo punto, che i bambini non portano solo le difficoltà qui elencate, se è per questo ce ne sono molte altre ancora, ma loro non sono gli unici responsabili, anzi, a volte non lo sono affatto! Spesso sono i genitori che si fanno mille problemi anche dove non ce ne sono e, nella maggior parte dei casi, non è il bambino, bensì la madre che tende a cambiarvi la vita, scardinando alcune delle vostre certezze e cambiando le vostre abitudini. Ma prima di giungere a conclusioni affrettate, sappiate che non è neppure tutta colpa sua e (quasi) certamente non è neanche una cosa premeditata, in quanto è lei per prima che si è ritrovata con la vita sconvolta e stravolta (e non parlo solo della circonferenza della "vita") senza essere preparata e, di conseguenza, in questo modo sta cercando solo di adattarsi alla situazione per ritrovare un certo equilibrio. E' una sorta di riflesso condizionato, forse addirittura un istinto di sopravvivenza e lei può fare ben poco per contrastare questo impulso, quindi chiede aiuto a voi, spesso in un modo poco adatto o "vagamente" autoritario, ma considera scontato che in questo momento, lo scopo primario della vostra vita, sia essere lì per darle una mano, indipendentemente dal fatto che possiate avere altre cose altrettanto importanti da fare.

Dunque, giratela come volete, ma alla fine di tutto, la colpa sarà comunque vostra, qualsiasi cosa facciate. Per cui cercate solo di alzare l'asticella del vostro livello di tolleranza e diventare più collaborativi possibile, perché siete entrati entrambi in una galleria lunga e buia, ma sappiate fin da ora che c'è luce in fondo al tunnel! No, per voi è troppo presto, ci vuole ancora qualche anno, se già vedete una luce lì in fondo, è molto probabile che non sia l'uscita, ma qualcuno disperato che sta tentando di tornare indietro nel tunnel contromano!

Ad essere onesti poi, i bambini portano anche delle soddisfazioni meravigliose, bisogna solo essere in grado di adattarsi a questa nuova vita e soprattutto prenderla con filosofia: state dando uno scopo alla vostra esistenza, è quello per cui la Natura vi ha creato (molti di voi almeno)! Dovete semplicemente essere consci del fatto che, d'ora in avanti, le vostre priorità sono passate in secondo piano, diventando "meno prioritarie" di quelle del vostro collaudatore di pannolini preferito.

CAPITOLO 5-A

Le dimensioni non contano, ma le misure? (variante per lei)

La vostra vita, alla fine di questo viaggio, avrà raggiunto una nuova dimensione e non potrete fare molto per cambiare le cose. Al limite, potete tentare di seguire una dieta equilibrata, per evitare che la "nuova dimensione" della vostra "vita" entri nel Guinness dei primati. Sappiate che è assolutamente impossibile avere un figlio senza mettere su una grossa pancia (a meno di adottarlo, ovviamente, ma non è questo il caso), quindi rassegnatevi fin da subito! Sarà così per nove mesi, più un tempo variabile in base alla vostra personale propensione al ripristino della condizione fisica iniziale. Rivolgere al vostro partner delle lamentele circa la vostra pancia, avrà più o meno lo stesso risultato di quando vi lamentate perché il cattivo tempo arriva proprio nel week-end, dopo 5 giorni di sole (o qualcosa di pari importanza che faccia al caso vostro). Lui non può farci assolutamente nulla e dubito che il fatto che vi compatisca, potrebbe comunque risollevarvi il morale o ridurre la vostra circonferenza.

Quindi, visto che abbiamo chiarito che è assolutamente inutile lagnarsi circa questo argomento, la cosa migliore che potete fare, è sdrammatizzare e riderci su. Magari, oltre che con voi stessa, anche con lui, che certamente apprezzerà molto di più la cosa. Non dico di mettervi a disegnare la mappa del mondo sulla pancia, ma potreste trovare comunque qualche modo simpatico di scherzarci sopra.

Un'altra cosa importante è di non esagerare con le richieste di giudizi estetici su di voi. Spesso quando una donna è incinta non si sente in pace con sè stessa o non si piace per via della pancia, allora comincia a chiedere costantemente al proprio partner: "sono carina anche con questa pancia?", "ti piaccio ancora, anche così?", "non mi trovi più affascinante?", "secondo te questa pancia è sexy?", "a molti uomini piacciono di più le donne incinte e a te?", ecc. Ma cosa volete che vi risponda un uomo la cui compagna sembra disperata per la sua nuova condizione? Evitate di metterlo in questa difficile situazione e rigirate il discorso su un altro aspetto della gravidanza che lui possa trovare più interessante: ad esempio, insieme alla pancia, vi dovrebbe essere cresciuto anche il seno! Provate a far leva su quello per sentirvi più apprezzata, magari sempre scherzandoci sopra, ricordandovi che una percentuale di molto superiore all'85% dei maschi ne è particolarmente attratta. C'è poi un altro effetto collaterale della gravidanza che lui potrebbe particolarmente apprezzare, ovvero che in questi nove mesi non c'è il rischio che rimaniate incinta!

Ad ogni modo, è abbastanza risaputo che nei primi mesi di gravidanza le donne sembrino d'improvviso più belle. Questo è dovuto al fatto che, pur non avendo ancora cominciato a prendere peso in modo evidente, sono comunque già cambiate psicologicamente, grazie alla consapevolezza di aspettare un figlio e dunque, sono molto più euforiche, allegre e raggianti del solito.

Inutile negarlo però, in questi nove mesi, vi allargherete un po' su tutti i fronti, dalla testa ai piedi, ma anche qui cercate di vedere il lato positivo: sarete "costrette" a rifarvi tutto il guardaroba partendo da zero, scarpe comprese!

In ogni caso, non allarmatevi più di tanto, perché considerando che per i primi 3-4 mesi, non crescerete di molto, questo vuol dire che la vostra "lievitazione naturale" sarà comunque abbastanza limitata nel tempo. Considerate poi che la fase più faticosa arriva generalmente solo negli ultimi 1-2 mesi. Consolatevi sapendo che il vostro compagno è assolutamente consapevole dello sforzo che state facendo, anche se non glielo ricordate 16 volte al giorno e cercherà di esservi vicino e aiutarvi il più possibile. Sarà comprensivo, affettuoso, protettivo e più tollerante del solito. Inoltre, il fortissimo legame che si formerà con il vostro bimbo, che cresce proporzionalmente alla pancia, compenserà molti degli sforzi ed è la cosa più importante a cui dovete pensare. A proposito di quest'ultimo argomento, forse vale la pena accennare al fatto che il padre, per motivi prettamente fisici, non riuscirà a sentire anche lui lo stesso legame che avete voi con il pargolo, almeno fino alla nascita, malgrado tutti i vostri tentativi di farli comunicare, sentire i battiti, i calci, i pugni, fargli cantare la ninna nanna, ecc. Quindi, al di là dei primi movimenti comunque interessanti, cercate di non esagerare con le richieste di attenzioni al pupo, costringendolo magari a passare ore con la mano o la testa sulla vostra pancia per fare da sparring partner al bimbo che tira pugni e calci. Sono certo che quando ne avrà voglia, sarà lui stesso a chiedervi di poter sentire come si muove. Ricordatevi che ben presto, ne avrà fin troppo di tempo da dover dedicare al piccolo...

CAPITOLO 5-B

Le dimensioni non contano, ma le misure? (variante per lui)

Nella vita ci sono molte cose che non cambiano mai, neanche quando dovrebbero. Nel breve periodo della gestazione invece, cambiano quasi tutte, anche se non dovrebbero e, spesso, per sempre!

Provate a pensare ad una cosa a caso della vostra vita; beh, avete a occhio e croce il 75% di probabilità che, in un modo o nell'altro, quella cosa cambi durante o dopo la gravidanza.

Voi direte "cosa vuoi che sia? Le cose cambiano in continuazione, anzi i cambiamenti sono positivi, perché portano nuovi stimoli, nuove opportunità, entusiasmo...". Siete proprio sicuri? Io sarei un pochino più scettico e magari anche un minimo preoccupato.

Tanto per cominciare, ci saranno i più che ovvi cambiamenti di carattere e di comportamento che la vostra compagna subirà, volente o nolente, a causa della massiccia dose di ormoni extra a cui verrà sottoposta. Questi avranno su di lei un effetto paragonabile a quello provocato dai raggi Gamma al povero Dottor Banner, in un noto fumetto, poi divenuto serie TV e infine un certo numero di film, dal titolo "L'incredibile Hulk".

Non vorrei spaventarvi, anche perché in realtà la vostra compagna, almeno nella maggior parte dei casi, non diventerà così grossa (e comunque non così muscolosa) e, con buona probabilità, neppure di colore verde, ma per il resto ci si avvicinerà pericolosamente.

Manifesterà quasi certamente sbalzi di umore al di là dell'umana comprensione (so cosa pensate e la risposta è no, anche se la situazione è già grave ora, vi assicuro che non è nulla in confronto a quello che sarà dopo), che la faranno addirittura quasi trasformare in un'altra persona completamente diversa, in caso qualcosa dovesse urtarle i nervi, perdendo letteralmente il controllo e non ricordando (o fingendo particolarmente bene di non ricordare) la sua "mostruosa" reazione, subito dopo che la situazione sarà ritornata alla normalità, anzi, minimizzando il tutto e scaricando su di voi la colpa.

Per avvertirvi di quello che sta per succedere, viene comunque in aiuto Madre Natura, che ha fatto in modo che prima dell'esplosione di rabbia, ci siano dei segni premonitori. Nella fattispecie, oltre ad uno sguardo serio e glaciale, vi accorgerete che la vostra partner diventerà sempre più autoritaria, giungendo quasi ai limiti dell'instaurazione di una piccola dittatura domestica, subito prima di giungere alla fase in cui vi ritroverete ad urlarle "esci da questo corpo!" lanciandole Vin Santo e cantucci alle nocciole. Non allarmatevi troppo, è assolutamente normale e colpisce praticamente tutte le gestanti; esiste inoltre un certo margine di probabilità che, una volta finita la gravidanza, la situazione possa migliorare sensibilmente, in almeno 3 casi su 10. Per quanto spaventosa possa sembrare questa faccenda, ci sono però anche notevoli aspetti positivi:

- sarà molto più semplice del solito capire se un qualche vostro comportamento l'ha fatta arrabbiare.
- lei ha, tutto sommato, una vaga percezione della situazione, quindi potrebbe mostrare una specie di minimo senso di colpa, comportandosi in modo carino con voi anche per 10 minuti di seguito.
- questa esperienza renderà, almeno ai vostri occhi, molto più credibile la mutazione del Dottor Banner di cui sopra, cambiandogli, nella vostra percezione, la categoria della serie da "Fiction" a "Documentario".

Di tanto in tanto, nel corso della giornata, la vostra lei potrebbe essere soggetta anche a qualche mini crisi depressiva, cominciando a lamentare che sta cambiando e che non si vede più attraente come prima o che non si sente desiderata. Comincerà quindi a chiedervi pareri estetici con una cadenza più o meno regolare, all'incirca ogni ora e mezza. Questa cosa per lei è molto importante e vuole sincerarsi del fatto che, nonostante tutti i suoi cambiamenti fisici, per voi resti sempre la più bella e attraente del reame. Non è una cosa strana e assurda, in quanto esistono anche uomini che trovano ancora più attraenti le donne in gravidanza. In effetti, c'è da dire che mediamente le donne in dolce attesa tendono ad essere più euforiche del solito (essendo riuscite a dare uno scopo tangibile alla loro vita) e sorridono molto di più, cosa che in generale, a meno che non abbiano una bocca da squalo, suscita una certa tenerezza e le fa apparire più raggianti. Esistono poi uomini, che vedono la loro compagna come la più attraente, indipendentemente da qualsiasi variabile possa manifestarsi. Vi consiglio però, nel caso voi non faceste parte di una di queste categorie, di evitare di dirle "ma tu ora sei bella dentro!", perché per lei sarebbe certamente uno shock e indovinate un po' a chi darebbe la colpa? Ebbene sì, per una qualche oscura ragione, la vostra compagna darà sempre la colpa a voi (e solo a voi) del fatto che lei sia incinta. Arriverete anche a chiedervi "Come fa ad essere tutta colpa mia? Lei avrà pur preso parte in qualche modo alla cosa! Non conosceva i possibili rischi?" Mi sembra un'osservazione abbastanza ragionevole, ma la risposta è comunque negativa. Anche nel caso in cui sia stata proprio lei ad insistere a tutti i costi, vi abbia praticamente usato violenza o sia ricorsa alla fecondazione assistita o all'inseminazione artificiale, siete sempre voi che l'avete messa incinta e quindi ne subirete tutte le conseguenze.

Dal punto di vista prettamente fisico, i cambiamenti saranno invece sostanziali e riguarderanno un po' tutte le misure.

Chiaramente la crescita della pancia è quella che per antonomasia rappresenta la gravidanza. Generalmente è una cosa progressiva che letteralmente esplode negli ultimi 2-3 mesi, fino a raggiungere le dimensioni di una grossa anguria.

Nella maggior parte dei casi, l'aumento di peso è di circa una decina di chili, ma può arrivare anche ad oltre una ventina, nel caso si assecondino tutti i raptus mangerecci, pensando che siano richieste di cibo da parte del bimbo.

Già dalle prime settimane di gravidanza, le donne cominciano a muoversi in modo strano, camminando con le gambe leggermente divaricate, una postura inclinata all'indietro come se avessero uno zaino di 50 chili sulle spalle e tenendo le mani posizionate a metà tra i fianchi e il sedere, come se dovessero aiutare il corpo a sorreggere questi 50 chili. La cosa buffa però, è che in realtà, essendo appena all'inizio della gestazione, hanno preso solo pochi grammi di peso e forse nemmeno un centimetro di pancia...

Nell'arco dei 9 mesi, la pancia crescerà a dismisura (non preoccupatevi se sembrerà aver inghiottito un pallone da calcio, è assolutamente normale) e diventerà sempre più tesa, in modo addirittura allarmante (voi cercate di non far trasparire la vostra preoccupazione e rassicuratela dicendole che la pancia è elastica ed è alquanto improbabile che esploda). Una volta divenuta sufficientemente grande, è probabile che la vostra compagna venga colta dalla "sindrome della veggente" e trascorra buona parte della giornata a passarsi le mani sulla pancia come se fosse una sfera di cristallo. Purtroppo, a causa dello stato di trance indotto da questa pratica, è assolutamente impossibile capire cosa stia cercando di vedere in questa fase di divinazione. Le ipotesi più accreditate, indicano come più probabile, il tentativo di avere una visione su quale facoltà universitaria sceglierà il bimbo da grande...

Con la pancia, ovviamente, cresceranno anche le taglie dei vari capi d'abbigliamento, che la costringeranno a procurarsi un guardaroba completo di articoli pre-maman e non solo, per far fronte alla situazione. Non fate troppe storie, in quanto a seconda della tipologia di donna (e della predisposizione a prendere peso), anche dopo il parto, non è detto che lei riesca a rientrare mai più nei suoi abiti originali e questi nuovi indumenti potrebbero quindi tornare abbastanza utili.

La cosa più fastidiosa, relativa alla crescita della pancia, è che ben presto non riuscirà più a dormire a pancia sotto (e lo credo bene! Avete mai dormito sopra un'anguria?), né a pancia sopra (e con un'anguria sopra, ci avete mai dormito?). Comincerà dunque a diventare piuttosto insofferente durante la notte (specie in estate), girandosi e rigirandosi nel letto in continuazione, impedendo così anche a voi di dormire. Considerando che in questa fase il sonno è cruciale, dal momento che fra poco non avrete più modo di praticarne sessioni più lunghe di 2 ore consecutive, provate a suggerirle di dormire sdraiata su un fianco, con le gambe e le braccia davanti, nella cosiddetta posizione "dead dog" (cioè "cane morto", nome dovuto al fatto che la posizione rievoca vagamente la tragica scena). Nella maggior parte dei casi dovrebbe funzionare.

Un'altra peculiarità della gravidanza, che ha a che fare con il sonno, è che a causa delle varie metamorfosi fisiche subite e della stanchezza, ci sono buone probabilità che cominci anche a russare in modo pesante. Si riscontrano diverse testimonianze in cui lei, sia stata svegliata di soprassalto dal rumore del suo stesso russare! In tutti i casi riportati però, il partner, invece di essere scocciato dalla cosa, ha potuto godere di uno dei momenti di ilarità più sfrenata dell'intero periodo della gestazione, che non ha mancato poi di ricordarle nei più svariati frangenti.

Ci sono però anche aspetti positivi da considerare. Un aspetto particolarmente interessante, ad esempio, è che durante la gravidanza le crescerà il seno di una abbondante taglia extra! Non rallegratevi troppo presto però, perché dopo l'allattamento ne perderà due!

Per una sorta di par condicio, non saranno solo le madri a prendere peso, bensì anche i padri avranno modo di crescere, oltre che psicologicamente, anche fisicamente. Già verso la fine della gravidanza infatti, con tutti gli impegni che questa comporterà, avrete poco tempo disponibile per dedicarvi ad attività non estremamente indispensabili, dovendo quindi fare un'accurata scelta circa quell'unica attività che, se possibile, vorreste mantenere. Sappiate che, nella maggior parte dei casi però, questa non può essere un'attività sportiva, perché non consentirebbe di essere disponibile in qualunque momento per la propria compagna, in caso ne avesse necessità o si presentasse un problema. Dopo il parto invece, è assolutamente escluso che si abbiano a disposizione tempo ed energie per poter praticare un qualunque tipo di sport, al di là di quelle discipline classiche delle olimpiadi dei padri:

- sollevamento infante (da 18 a 146 volte al giorno)
- cambio rapido pannolini (da 9 a 16 volte al giorno)
- maratona domestica (da 2 a 26 km al giorno di passeggiate in casa con il pupo sulla spalla o in braccio, per farlo addormentare)

A tutto questo aggiungete che, dal momento che la vostra compagna dovrà seguire un'alimentazione particolare, in quanto le verranno proibiti circa un terzo dei prodotti commestibili disponibili in natura o in commercio, anche voi sarete costretti a subire lo stesso ingrato destino, per solidarietà, oppure arrangiarvi con cibi surgelati, precotti, pizza, panini, ecc. Come potete facilmente intuire, la combinazione di questa tipologia di cibi con la totale assenza di un qualsiasi accenno di movimento, non vi aiuterà particolarmente a mantenervi in forma (in realtà, anche la forma rotonda è pur sempre una forma...), con una certa consolazione della vostra compagna, che potrà rincuorarsi un po' guardando anche il vostro girovita, salvo poi rimproverarvi il fatto che voi, al contrario di lei, non avete alcuna scusa per esservi ridotti così...

Indovinate però chi sarà il primo a crescere di dimensioni? Volete un indizio? E' l'unico di voi (si spera) che in questo periodo arriverà a pesare più di 10.000 volte il suo peso dall'inizio della gravidanza e nel frattempo attraverserà tutti gli stadi di crescita e metamorfosi vegetale e animale. No, non è un errore, ho scritto proprio vegetale e animale! Sapete perché? Perché dalla prima ecografia, in cui lo chiameranno "fagiolino", passerà attraverso diversi altri appellativi vegetali, prima di diventare un "gamberetto", un "girino" ed una serie interminabile di altre specie animali, per poi arrivare finalmente ad assumere sembianze umane e magari essere chiamato per nome. Ecco, qui bisognerebbe stare un po' attenti, perché diverse delle attuali tecniche diagnostiche, non offrono un'accuratezza tale da garantire una totale affidabilità e anche i medici talvolta possono azzardare interpretazioni un po' troppo creative circa quello che vedono in quel mini monitor in bianco e nero (se non addirittura verde e nero), che mostra qualcosa di molto simile alle macchie di Rorschach. Certamente, alla vostra futura figlia, non farebbe piacere sapere che per mesi l'avete chiamata Rocco, solo perché il medico ha scambiato il cordone ombelicale per qualcos'altro. E non aiuterà di certo sapere che, per un bel po' di tempo, il padre è andato in giro con la stampa dell'ecografia nel portafogli, da mostrare con il massimo orgoglio a tutti i suoi amici, dicendo "ha preso tutto da me!". Il consiglio è quello di aspettare comunque che il sesso sia inequivocabile, prima di azzardare ad ufficializzare un nome con amici, parenti e conoscenti. Se non altro per evitare situazioni imbarazzanti tipo:

- amica che vi incontra per strada dopo il parto *"Ciao, come va? E questa bimbetta chi è?"*
- voi *"Lei è mia figlia!"*
- amica *"E a Rocco cos'è successo?"*

- voi *"Purtroppo il dottore ha commesso un errore, scambiando il cordone ombelicale per il pisellino..."*

- amica *"Nooo! E gliel'ha tagliato al posto del cordone?"*

Ad ogni modo, conviene comunque decidere il nome ben prima del parto. Mai ridursi all'ultimo momento, perché si rischia, per colpa della fretta, di scegliere il primo che capita. Il nome è una cosa importante, che vostro figlio si porterà dietro per tutta la vita (a meno che non diventi una celebrità o un superlatitante...). Meglio sceglierlo con calma ed essere certi che sia quello giusto. Se volete poi un consiglio spassionato, evitate di aspettare di vederlo in faccia per scegliere come chiamarlo, perché da quel momento avrete pochissimo tempo a disposizione per decidere, la madre sarà fuori combattimento e non sarà in condizione di aiutarvi e le vostre facoltà mentali saranno ai minimi storici, a causa di un mix esplosivo di stanchezza, emozione, agitazione, fame, sonno e altre necessità fisiologiche varie. In preda ad un vuoto totale di immaginazione, rischiereste di chiamarlo con il nome del protagonista del film che avete visto la sera prima (purtroppo non è un'esagerazione).

Nel caso vi consideraste un tipo talmente razionale da non farvi condizionare da queste cose, considerate il fatto che una discreta percentuale dei neonati, non è che sia proprio bella alla nascita e, volendo decidere il nome in base all'aspetto, rischiate di chiamarlo in modo quantomeno bizzarro! Anche se poi, agli occhi dei genitori e parenti, dopo ben 9 mesi che aspettano, sembrerà il neonato più bello del mondo.

CAPITOLO 6

La gravidanza è una cosa impegnativa

Durante la gravidanza avrete parecchie cose da fare, decisamente molte più di quelle che, al momento, potete immaginare. Avete un'agendina su cui segnare tutti gli impegni e gli appuntamenti?

Risposta per lei: forse, ma ne ho vista una in quel negozietto in centro, che sarebbe perfetta. Era in pelle, con il segnalibro in seta e le pagine in papiro egiziano.

Risposta per lui: no, perché non saprei come portarla in giro. Ma se proprio serve, avrei visto un palmare in un negozio di elettronica nel centro commerciale, con una funzione di agenda/calendario, che sarebbe perfetto.

Beh, questa è la vostra occasione, durante la gravidanza ne avrete bisogno e il vostro compagno/a non opporrà resistenza, perché si tratta di una "giusta causa".

Nel corso dei nove mesi, avrete infatti parecchi impegni con cadenza più o meno regolare:

- visite ginecologiche
- ecografie

- monitoraggi

- corso pre-parto

- analisi

- varie ed eventuali

Questi sono solo alcuni degli impegni che occuperanno il vostro tempo (libero o meno…) alternandosi ogni settimana.

Come certamente saprete, si tratta di ben quaranta settimane, piene di cose da fare, quindi non riuscireste mai a ricordarvi tutti gli impegni a memoria e basta che ne dimentichiate uno ed uno soltanto, per essere etichettato come "terribile mostro privo di sentimenti" e dare il via ad una profonda crisi familiare!

Compratevi l'agenda, il palmare, un calendario, fate tatuare gli impegni di tutti i 280 giorni della gravidanza sui sedili in pelle della vostra auto, ma non dimenticatevi mai (e dico proprio mai!) la data di un'ecografia, una visita medica, un'esame delle urine, l'ora in cui lei deve prendere il ferro, l'acido folico o qualsiasi altra cosa, perché non ve lo perdonerà mai… o almeno non ve lo perdonerà fino alla nascita del pargolo. A quel punto si dimenticherà un sacco di cose (la maggior parte delle quali sono riconducibili agli enormi sforzi e sacrifici che voi avete affrontato durante la "sua" gravidanza), probabilmente anche grazie a quelle benedette sostanze, che si dice vengano prodotte dal corpo femminile per dimenticare le fatiche del parto, nella speranza che ci ricaschino… ehm volevo dire nella speranza che tornino a procreare al fine di garantire la conservazione della specie.

Ad ogni buon conto, vi suggerisco di iniziare a pianificare fin da ora un'ottima scusa per quando vi dimenticherete uno degli appuntamenti e di imparare a memoria la risposta da darle. Questa, deve essere talmente radicata nella vostra mente, da essere in grado di raccontarla anche senza pensare, durante un interrogatorio notturno a sorpresa. Ricordatevi di tenere la scusa sempre aggiornata, in quanto con il passare del tempo, potrebbe non essere più attendibile, ad esempio:

- lui "stavo correndo per raggiungerti al ritiro del referto dell'esame delle urine, ma sono rimasto bloccato nel Traforo del Sempione, dove non prendeva campo il cellulare e non potevo chiamarti…"
- lei "ma se ci siamo trasferiti in Puglia dai miei 4 mesi fa, cosa ci facevi stamattina nel traforo del Sempione?!?"

Una sola risposta sbagliata, potrebbe pregiudicare qualsiasi altro vostro goffo tentativo di porre rimedio all'errore.

Considerate che in linea di principio (ma dipende anche dal modello specifico di compagna che avete scelto o vi è capitato), avete un solo jolly da giocarvi per saltare un appuntamento, ma questo, oltre a dover essere necessariamente comunicato almeno 7-10 giorni prima dell'evento che intendete saltare (e ricordato quotidianamente fino al giorno dell'evento stesso), non può essere utilizzato in uno dei seguenti appuntamenti chiave:

- prima ecografia
- ecografia dalla quale si potrebbe scoprire il sesso del pargolo (questa è generalmente compresa tra il terzo e il settimo mese)
- morfologica
- amniocentesi
- esami che dovrete sostenere in qualità di padre o di accompagnatore in sala parto
- ricovero per motivi vari
- parto

Oltre a tutti gli impegni programmati, ce ne sono poi moltissimi improvvisi, che non solo arrivano nei momenti meno adatti, ma generalmente necessitano della vostra presenza in concomitanza con altri impegni cruciali per la vostra esistenza (che chiaramente, guarda caso, dovranno passare in secondo piano), come la riunione più importante della vostra carriera lavorativa o la finale di Champions che la vostra squadra del cuore aspettava da vent'anni…

Segnatevi sempre tutti gli eventi della gestazione in cui avete una parte, anche se da semplice comparsa, perché la vostra assenza, semplicemente "non è prevista"! Quando poi segnate gli orari dei vari impegni relativi alla gravidanza, tenetevi sempre abbondantemente larghi, perché nella maggior parte dei casi, gli orari sono "indicativi", come ad esempio quelli delle varie visite mediche…

Se volete conoscere in anticipo l'ora esatta del parto (anche in caso di parto naturale), vi basterà organizzare un qualsiasi impegno di primaria importanza, in una data (e ora) intorno alla quarantesima settimana. Al 99% il parto avverrà proprio in quel preciso momento!

CAPITOLO 7

Ora facciamo i conti...

Vi siete mai chiesti perché molte coppie al giorno d'oggi tendono ad avere un solo figlio? Beh, come avrete in parte forse intuito dalla lettura di questo libro, ci sono un bel po' di motivi. In questo specifico capitolo però, ne prenderemo in esame uno in particolare. Molte coppie scelgono di averne uno solo, perché per avere un figlio al giorno d'oggi, con un minimo margine di tranquillità, bisogna avere tanti soldi. Non dico che sia necessario essere oscenamente ricchi, ma se state per avere un bebè (volenti o nolenti), sappiate che si tratta di un investimento decisamente "importante". In buona parte si tratta di un investimento a fondo perduto, il resto servirà a far crescere bene vostro figlio che (forse) un giorno vi darà grandi soddisfazioni.

Avere un figlio è un po' come comprare casa: c'è un investimento iniziale (anticipo) che vi servirà ad acquistare tutto quello di cui avrete bisogno alla nascita, oltre ad un 30-35% di cose inutili che non userete mai (questo vale solo se si tratta del primo figlio, in quanto per i figli successivi si tende poi a comprare un 30-35% di cose in meno di quanto sarebbe effettivamente necessario). E c'è poi una rata più o meno costante che sborserete ogni mese (mutuo) per i prossimi 25-30 anni, che servirà per tutte le spese contingenti, visite mediche specialistiche, asilo, pannolini, baby-sitter, feste di compleanno (del vostro bambino e dei suoi 30 compagni di classe!), attività sportive, giochi, attrezzature varie, ecc.

Tanto per darvi un'idea, un figlio può tranquillamente arrivare a costare intorno ai 250-300 mila euro prima di diventare autosufficiente. A quel punto non sarete più voi a sborsare automaticamente i soldi per far fronte alle sue necessità di tutti i giorni, ma sarà direttamente lui a decidere quando chiederveli. La somma sopra citata è assolutamente indicativa e calcolata sul valore odierno del denaro e sull'attuale costo della vita. Chiaramente, nel caso aveste un alto tenore di vita, la cifra finale potrebbe essere molto più elevata.

I figli successivi al primo, beneficeranno di notevoli agevolazioni (riutilizzo di parte della stessa attrezzatura di base, vestiti, giochi, ecc.) e quindi l'esborso aggiuntivo sarà di circa 150-200 mila euro, purché la differenza di età fra loro non sia superiore ai 3-4 anni. Oltre questa soglia critica, si rischia di dover ricominciare tutto da capo e quindi riavvicinarsi pericolosamente all'importo iniziale.

Per tirarvi un po' su il morale, in tutta onestà c'è da dire che esistono anche degli aiuti statali, a vario titolo, per le famiglie, ma con altrettanta onestà sono spiacente di informarvi che non impatteranno assolutamente in modo significativo sull'abominevole importo di cui sopra…

Uno dei problemi principali che si incontrano in tutta questa faccenda di diventare genitori, è la mancanza di esperienza. Questa carenza si può applicare a qualsiasi ambito riguardante i figli e porta generalmente a commettere errori anche banali. Ovviamente, si applica solo al primo figlio, in quanto le situazioni si ripetono pressoché identiche con i successivi, i quali, se da un lato beneficiano della maggiore sicurezza dei genitori dovuta all'esperienza accumulata al "giro precedente", dall'altro perdono tutta una serie di vantaggi che derivano proprio dalla mancanza di quest'ultima.

Tanto per fare un esempio, per il primo figlio si cercherà probabilmente un passeggino ultra-bello, magari a tre ruote per maggiore manovrabilità, con sistema di apertura pneumatica e kit trio abbinato, che consiste in navicella e ovetto coordinati (sono termini tecnici che al momento vi sembreranno più o meno incomprensibili, ma avrete modo di approfondirli più avanti), per una "modica" spesa di 500-600 euro. Per il secondo figlio, si propenderà invece per un passeggino da 29 euro dei grandi magazzini, in quanto, vista l'esperienza fatta con il primo, ci si è resi conto che il maneggevolissimo passeggino con pneumatici da competizione, era troppo largo per entrare in ascensore o in auto e andava quindi smontato ogni volta, oltre ad essere pesante quanto un divano; la navicella poi è stata usata 8 volte in tutto e non perché fosse realmente necessario utilizzarla, ma solo per dare un senso all'acquisto. Se non andava bene, "perché non cambiarlo subito?", direte voi, ebbene, la risposta è altrettanto semplice: perché non avendo molta esperienza, si è andati in giro per negozi a vedere tutti i modelli di passeggini disponibili sul mercato, si è scelto uno dei migliori visto che "è una spesa che comunque ammortizzeremo nel tempo" e lo si è comprato 3 mesi prima della nascita del bimbo per non rischiare di ridursi all'ultimo momento e, quando alla fine, nato il bimbo, lo si è finalmente montato, ci si è accorti dei problemi, ma era troppo tardi per cambiarlo, visto che era già passato un sacco di tempo (oltre ad averlo anche utilizzato) e che ora c'erano cose più urgenti a cui pensare. Risultato: dopo tre mesi di manovre assurde con un passeggino inverosimilmente faticoso da usare, i genitori stremati lo regalano al primo parente a cui nasce un figlio e ne comprano uno piccolo e leggero (altra spesa che si aggiunge al già elevato budget stanziato per la voce "mezzo di trasporto/trasferimenti dell'infante").

I genitori inesperti, pur di non farsi cogliere impreparati da una situazione non prevista, arrivano alla data del parto con la cameretta del pupo già pronta (anche se in realtà dormirà nella loro stanza per diversi mesi) e con lo "starter kit" del genitore previdente, composto da 183 diversi accessori per far fronte a qualunque esigenza: dallo sterilizzatore elettronico di biberon alla telecamera con monitor e microfono per sorvegliare il pargolo, dal lettino da campeggio al marsupio, dallo scaldavivande da viaggio con presa per accendisigari fino all'umidificatore per ambienti, dalla cassettiera-fasciatoio con vasca per bagnetto incorporata al girello per farlo camminare per casa... Beh, non vorrei elencarli tutti, ma vi assicuro che sono davvero tanti. La cosa buffa è che probabilmente si utilizzerà abbastanza spesso circa il 35% di quello che si è acquistato, un restante 30% si utilizzerà relativamente poco, il resto rimarrà praticamente immacolato nella sua confezione originale.

La stessa cosa avverrà, in linea di massima, anche con l'abbigliamento. Dopo aver acquistato un intero guardaroba di bellissimi vestitini e averne ricevuti altrettanti in regalo da amici e parenti, vi renderete conto che il ritmo di crescita del bambino è incredibilmente più rapido del previsto e, complice anche l'alternarsi delle stagioni (che rende le cose ancora più complicate), pur avendo l'accortezza di cambiargli i vestiti due volte al giorno, molti dei capi d'abbigliamento rimarranno inutilizzati o al massimo indossati un paio di volte. Inoltre, bisogna considerare che è difficilissimo indovinare la taglia del bambino senza fargli provare l'indumento. Nella maggior parte dei casi infatti, è necessario vestire i bambini con abbigliamento di taglia molto più grande rispetto alla loro effettiva età; taglia che aumenta proporzionalmente man mano che si cresce. Così, un bimbo di un anno, dovrà indossare, molto probabilmente, abbigliamento che sull'etichetta riporta "taglia 18 mesi", mentre un bimbo di tre anni, dovrà indossare maglie "taglia 4-5 anni", quasi certamente ad undici anni vestirà capi per adulti. Il motivo di questa discrepanza, non è ancora noto, anche se alcune voci di corridoio indicano che a breve dovrebbe essere istituita una nuova facoltà universitaria, che attraverso analisi, sondaggi, studi di laboratorio e prove sul campo, tenterà di spiegare il curioso fenomeno. Nel frattempo, sebbene la loro attendibilità sia quantomeno discutibile, per avere delle risposte, si possono valutare alcune leggende metropolitane che indicano le seguenti come possibili cause:

- buona parte dell'industria manifatturiera è situata in Cina, dove la corporatura della popolazione è generalmente più minuta di quella europea, inclusa quella dei bimbi che provano i capi di vestiario per individuarne la taglia da riportare sull'etichetta.

- i genitori tendono generalmente ad essere molto orgogliosi del fatto che il loro figlioletto sia più alto dei suoi coetanei e sono felici di vantarsi che il loro pargolo di appena 6 mesi, indossi i body "taglia 18 mesi". Le marche di abbigliamento, per massimizzare le vendite, preferiscono dunque tenersi larghe con le taglie, perché la maggior parte dei genitori non comprerebbe mai al figlio di 3 anni, un indumento di "taglia 2 anni".

- come per la gravidanza, dove si iniziano a contare le settimane di gestazione dal primo giorno dell'ultimo ciclo, invece che dal momento in cui effettivamente si concepisce, è possibile che anche per l'abbigliamento dei bimbi, si cominci a calcolare l'età per le taglie, non dalla nascita, ma dal concepimento o addirittura dal momento in cui si sono incontrati per la prima volta i genitori.

Indipendentemente da quale sia il motivo reale alla base del problema delle taglie, vi ritroverete comunque con indumenti troppo piccoli, se regalati da amici senza prole e discretamente più grandi, se omaggio di amici con prole, che oltre ad essere al corrente del fenomeno delle taglie, decideranno quasi certamente di prendere il regalo "in crescenza" (termine tecnico utilizzato per indicare che la taglia dell'indumento è notevolmente più grande del necessario, così da poter essere utilizzato per un bel po' di tempo, malgrado la naturale crescita del bambino). Morale della favola, dovrete acquistare altri vestiti, per evitare che il pupo sembri indossare una muta da sub attillata o il vestito di Cucciolo dei sette nani.

Anche sul fronte giocattoli la cosa non è molto diversa, ne riceverete talmente tanti a Natale e al suo compleanno (soprattutto se è il primo nipote di qualcuno), che potreste metterli in un armadio e tirarne fuori uno nuovo a settimana senza rischiare di rimanere "scoperti" nemmeno una volta. Se a questi aggiungete quelli che gli comprerete voi, ben presto la vostra casa si trasformerà in una specie di succursale di un negozio di giocattoli.

Per completezza d'informazione, sono tenuto a mettervi al corrente del fatto che anche sul fronte medico/paramedico non si scherza. Al di là dell'ignobile quantità di denaro che si spende generalmente per le visite specialistiche, bisogna considerare che i bambini hanno più o meno ogni giorno qualcosa che non va (anche se magari è solo il genitore inesperto a crederlo). Questo dura per un bel po' di anni, costringendovi a creare in casa una scorta dei più svariati medicinali in commercio, che vi metteranno nella curiosa situazione di non avere nulla da invidiare alle più fornite farmacie (beh, ad esclusione di quello spettacolare sistema meccanizzato di recupero automatico del farmaco richiesto)! Non aiuta poi, il fatto che ogni volta che il bimbo si ammala, vi venga prescritto un farmaco (o un cocktail di farmaci) diverso da quello della volta precedente, anche se la malattia è la stessa. Quindi, a meno che non abbiate approfondite conoscenze mediche e farmaceutiche, ben presto vi ritroverete con un armadio pieno di tutte le possibili varianti di medicinali con lo stesso principio attivo, nella versione per bambini e per adulti. Infatti, dovete sapere che i bambini sono portatori "quasi" sani di malattie. Loro le contraggono tutte e, senza particolari conseguenze, le debellano solitamente in 24 - 48 ore. A quel punto però, sarete stati contagiati anche voi e, se tutto va bene, impiegherete oltre una settimana di inenarrabili sintomi e conseguenze fisiche, per uscirne fuori... forse. Come per le altre situazioni, anche in questo caso c'è una notevole differenza tra il primo figlio, che si porta dal pediatra al primo accenno di starnuto (e si provvede immediatamente all'approvvigionamento di medicinali per somministrare la cura al più presto) e i figli successivi, dove si ricorre alla scienza medica solo a fronte di innegabile necessità e ci si trova a contattare il medico solo per chiedere qualcosa del genere: "il bimbo ha avuto delle bolle rosse su tutto il corpo, con picchi di febbre alta. Però non c'è stato bisogno di fare niente, è passato tutto spontaneamente dopo una decina di giorni. Volevo sapere di che malattia potrebbe trattarsi, in modo da aggiornare il libretto sanitario...".

Purtroppo è così un po' in tutti gli ambiti, al primo figlio si tendono a dare tutte le attenzioni, al secondo se ne daranno meno (perché avendo già esperienza, si ritiene che non siano necessarie) e quindi crescerà un po' ribelle, il terzo figlio cresce praticamente da solo e bisogna fare attenzione che a 4 anni non prenda di nascosto i vostri soldi e le chiavi della macchina per portare al parco un'amichetta...

CAPITOLO 8

Casa dolce casa

Si dice che le prove più dure che un essere umano possa trovarsi ad affrontare nel corso della propria vita, siano principalmente 3:

- il parto (questo suppongo che sia dal punto di vista della donna)
- la ristrutturazione di casa
- il trasloco

Alcuni "fortunelli" avranno la grande opportunità di sperimentarle tutte e tre contemporaneamente, qualcuno in rapida sequenza, mentre altri con un'indole più strategica, si saranno probabilmente attrezzati in modo da far passare un discreto lasso di tempo fra una situazione e l'altra. Comunque sia, la gestione delle 3 "prove" va affrontata con una certa preparazione e una giusta dose di rassegnazione.

CAPITOLO 8-A

Chi cerca... trova

Generalmente, quando è in arrivo un pupo, nel caso l'abitazione non sia adeguata ad ospitare la famiglia allargata, si comincia a cercarne una nuova. Di casa intendo, anche se qualcuno preferisce (o trova più semplice) cambiare famiglia, ma parliamo di rari casi isolati.

C'è una cosa però che mi sono sempre chiesto e alla quale, purtroppo, non ho trovato mai una risposta esauriente, nemmeno fra le frasi inserite nei biscotti cinesi o nei cioccolatini: perché il 97% delle coppie che vogliono avere un figlio, comincia a cercare casa solo quando sono già in dolce attesa del "motivo principale" per il quale devono trovare una casa più grande? Posso anche capire che, da un certo punto di vista, se non si è ancora presentato il problema, perché mai dovrebbero cercare una soluzione? Beh, una buona ragione potrebbe essere che mediamente i tempi minimi per entrare in possesso di una nuova abitazione vanno dai 6 agli 8 mesi, poi c'è da fare la ristrutturazione che può durare dai 3 ai 10 mesi, a seconda dell'istinto creativo del proprio architetto e infine il famigerato trasloco, che per considerarsi ufficialmente concluso e archiviato, necessita nella maggior parte dei casi da 3 a 6 settimane minimo, a seconda dei fattori ambientali e socio-demografici...

Quindi, la situazione sarà più o meno la seguente (le date sono indicative e variabili a seconda del modello di donna selezionato): verso la fine del primo mese, ci si accorge di essere in attesa di un figlio. Entro la fine del secondo è tutto più o meno confermato e comincia la pianificazione preliminare per l'evoluzione della famiglia al "secondo stadio". Durante il terzo mese, se si vive in una casa al di sotto della cubatura della Reggia di Caserta, lei decide che è necessario trasferirsi in una casa più grande, adatta alle esigenze di una famiglia vera e propria (a suo dire, fino a quel momento non potevate essere considerati tale, sebbene svariati documenti della Chiesa e/o del Comune attestino chiaramente il contrario, ma in questo particolare frangente, suggerisco caldamente di lasciar perdere qualsiasi tentativo di rappresaglia in merito). Nel corso del quarto mese comincia una specie di caccia al tesoro, per trovare la casa che possa conciliare le sue esigenze "familiari" con un budget al di sotto di quello stanziato dal Governo per l'ultima Finanziaria. A tal fine si cercheranno gli indizi più disparati, dai cartelli appesi ai palazzi, alle inserzioni su giornali e internet, alle scritte a pennarello nei pressi di telefoni pubblici e, solo in ultima istanza (poiché loro non ammetteranno mai di non poter svolgere tranquillamente questa ricerca senza aiuti esterni), con le agenzie immobiliari. Probabilmente alla fine saranno più gli aperitivi che prenderete con i vari agenti immobiliari in un mese, che con i vostri colleghi e amici negli ultimi 5 anni. La cosa singolare dell'intera faccenda è che il fattore più variabile che fornirete all'agenzia, sarà probabilmente il budget disponibile, in quanto le altre caratteristiche saranno assolutamente irrinunciabili.

Normalmente, quando si cerca casa, si inizia cercandola in un quartiere specifico (che, curiosamente e in modo "assolutamente casuale", di solito coincide con quello dei genitori di lei), ma questo è più o meno trattabile e alla fine si estende la "accettabilità" a un totale di 2-3 quartieri. Seconda esigenza è la metratura. Lì si tratta più che altro di trovare un compromesso con la vostra compagna, fra la sua richiesta di una superficie equiparabile a quella dell'area espositiva della nuova Fiera di Roma e il minimo sindacale per rendere le operazioni quotidiane più agevoli, cioè il bilocale che potrebbe proporre l'agenzia in base al budget...

Si parte dalla situazione in cui non va bene nessuna delle abitazioni visitate, in quanto le aspettative sono molto alte e le condizioni indispensabili sono tantissime (e spesso inconciliabili tra loro, del genere "centro storico di Roma con vista mare e posto auto, situato in zona tranquilla e silenziosa..."), per arrivare al punto in cui qualsiasi casa andrebbe più o meno bene, ma ogni volta che se ne vede una nuova, è migliore della precedente e quindi si rischia di continuare a vederne una dopo l'altra senza decidersi mai. Solitamente, per quasi tutte le famiglie, la casa giusta è composta da un numero di stanze che vi sembri adeguato + 1, perché l'attrezzatura del bimbo e le sue cose, in genere tendono ad occupare un'intera stanza extra. Inutile prendere 3 stanze in più nella speranza di averne almeno una disponibile per sé, perché le attrezzature e accessori di cui sopra, possiedono, misteriosamente, caratteristiche più simili a quelle dei gas che non dei solidi o dei liquidi e hanno dunque la capacità di adattarsi allo spazio disponibile, riempiendo qualsiasi anfratto libero. Quello che potrebbe invece tornare molto utile, soprattutto all'inizio, è un secondo bagno. Non chiedete perché, fidatevi sulla parola.

Intorno al settimo/ottavo mese, dovreste aver trovato la casa adatta alle vostre esigenze. A questo punto però la vostra compagna è ormai prossima al parto, quindi, d'ora in poi, sarete voi a fare i salti mortali per far sì che tutto sia pronto per il trasferimento nel nuovo "nido". Lei resterà tranquilla e poi, una volta nato, si occuperà del pargolo, mentre voi, dopo il lavoro, la aiuterete a far fronte alle attività quotidiane e contestualmente vi occuperete anche di gestire la parte burocratica dell'acquisto/affitto della nuova casa, la ristrutturazione, l'attivazione delle utenze ed il famigerato trasloco.

CAPITOLO 8-B
Immobile a prova di bimbo

Avete finalmente trovato casa. Bene, ora bisogna ristrutturarla e già che ci siamo, sempre se non avete impiegato anni ad ultimare la fase di ricerca/scelta/acquisto/affitto dell'immobile e il vostro pargolo nel frattempo non ha iniziato l'Università, magari potrebbe far comodo tenere in considerazione il fatto che sta arrivando (o è appena arrivato) un bambino.

Sappiate che una casa normale nel 99,98% dei casi non è adatta ai bambini (quello 0,02% di differenza, riguarda solo coloro che hanno acquistato un appartamento che fino a quel momento era adibito ad asilo privato e solo se non è stato ceduto a causa di "non conformità agli standard di sicurezza").

Dal momento però che fare una casa a misura di bambino è quasi impossibile, bisognerà trovare dei compromessi.

I bimbi sono attratti irresistibilmente dalle cose pericolose, quindi cercate di limitarle più possibile, se potete. L'ideale sarebbe agire direttamente sull'abitazione durante gli eventuali lavori di ristrutturazione, anziché tentare di adattare le cose in seguito. Questa accortezza vi consentirebbe di pianificare il tutto con un certo anticipo, avendo la possibilità di ragionarci sopra, invece di rattoppare la casa con cerotti, gommapiuma, cancelletti, barriere, dighe, scudi antisommossa, ecc. ogni volta che si dovesse presentare una necessità.

Ma quali sono le cose a cui bisogna prestare maggiore attenzione in fase di progettazione della tana familiare? Tanto per darvi un'idea, sappiate che i bambini sono in grado di creare una situazione pericolosa in qualunque momento e con qualsiasi tipo di materiale a loro disposizione. Sono quasi convinto infatti, che sia stata l'osservazione quotidiana di un bambino ad ispirare una serie tv che, negli anni '80, narrava le avventure di un agente segreto in grado di costruire ordigni di tutti i tipi, con qualsiasi cosa trovasse a sua disposizione, come ad esempio costruire una bomba, usando solo un pacco di farina e una ciotola d'acqua.

Nella maggior parte dei casi, un bimbo è assolutamente in grado di farsi male anche se chiuso in una stanza vuota con le pareti imbottite e gli angoli smussati. E' solo un'altra delle loro capacità paranormali.

Ricordatevi di non dare mai nulla per scontato, perché i bimbi sono più imprevedibili di una slot machine.

Qui di seguito potete trovare una breve lista delle 10 cose che attraggono di più i bambini:

- prese di corrente

- bastoncini appuntiti

- fuoco

- acqua o getti di vapore bollente

- piccoli oggetti facilmente ingoiabili

- armi da taglio

- armi da fuoco

- spigoli

- vetri e specchi

- chiusure delle porte e dei cassetti

Le cose elencate sono chiaramente solo alcune di quelle che attraggono i bambini piccoli, ma la lista è praticamente interminabile. Per sapere se una cosa attira un bambino, generalmente basta porsi la domanda "può quest'oggetto in qualche modo essere pericoloso per il piccolo?", se la risposta è sì, allora state certi che lui cercherà di arrivarci a tutti i costi. Ma non fatevi ingannare, perché anche qualora la risposta fosse no, lui riuscirebbe sicuramente a trovare il modo di rendere pericoloso l'oggetto, è solo una questione di tempo, per lui è come un rompicapo, ci vuole un po' di ingegno, ma di solito la soluzione si trova.

Un'altra cosa da cui sono incredibilmente attratti i pargoli, sono le apparecchiature elettroniche e l'attrazione è direttamente proporzionale al valore e alla delicatezza dell'oggetto in questione. Fra gli oggetti più ambiti dai bimbi ci sono i telefonini di ultima generazione. Se provate a mettere sul tavolo 10 telefonini/palmari/smartphone davanti ad un bimbo, lui con grande sicurezza afferrerà subito i 2 più costosi (so già a cosa state pensando e la risposta è sì, è lo stesso per i bimbi di entrambi i sessi!), limitandosi a 2, soltanto perché avrà già entrambe le mani occupate.

Interessante notare che già a partire dai 6 mesi di età, i bambini sono perfettamente in grado di effettuare una telefonata con il vostro cellulare (generalmente alla polizia o al pronto soccorso) e di cancellare applicazioni, programmi, file o contatti importanti salvati su quest'ultimo, ignorando deliberatamente quelli inutili o comunque poco importanti. Se non altro questi apparecchi non sono eccessivamente pericolosi per loro, ma lasciarglieli potrebbe esserlo invece per voi...

Cosa fare dunque per limitare al minimo i possibili pericoli in casa? La cosa più evidente che salta all'occhio, è la presenza di eventuali scale: a meno che non siano assolutamente indispensabili alla vivibilità della casa, sarebbe meglio evitarle, soprattutto perché prima che il pargolo sia in grado di scendere da solo con un certo margine di tranquillità, saranno passati almeno 5 anni, ma nel frattempo sarete costretti a scegliere fra una delle seguenti opzioni:

- installare cancelletti di protezione sopra e sotto le scale (che lui imparerà ad aprire senza alcun problema già prima di compiere i 3 anni, diventando il suo intrattenimento principale).
- non distogliere per più di 1,5 secondi consecutivi al giorno lo sguardo dalla prole.
- optare per un atteggiamento fatalista, accettando serenamente la possibilità che il piccolo possa cadere giù per le scale, sperando che i danni riportati siano lievi o quantomeno non permanenti.

Altra cosa da evitare accuratamente, quando possibile, sono gli spigoli. I bimbi di età compresa tra 1 e 4 anni hanno un'incredibile tendenza a finire contro gli spigoli, generalmente con una velocità paragonabile a quella di un falco pellegrino, che in picchiata riesce a raggiungere una velocità intorno ai 320 km/h. Anche qui esiste un'alternativa, cioè ricoprire tutti gli spigoli con le apposite protezioni per bambini, ma sono certo che ormai non vi sorprenderà scoprire che una delle attività preferite dai bimbi, consiste nello staccare le suddette protezioni dai vari oggetti che sono preposte a proteggere.

Uno dei rischi forse più pericolosi, restano tuttavia le fonti di elettricità, che oltre ad essere ovviamente dislocate in tutta casa, neanche a dirlo, sono una delle cose che, per qualche oscura ragione, attirano in modo inspiegabile i bambini. I buchini delle prese di corrente (così come quasi tutti gli altri buchi sparsi per il mondo) hanno un qualcosa di irresistibile e loro devono immediatamente provare ad infilarci le dita o altri oggetti appuntiti. Dunque è assolutamente indispensabile scegliere delle prese adatte e magari utilizzare dei copri-presa, per evitare di ritrovarseli attaccati alla corrente, con i capelli cotonati.

Credo non ci sia bisogno di sottolineare quanto possano essere pericolosi per loro i vetri e gli specchi, vero? Meglio evitare porte a vetri, a meno che non siano infrangibili, poiché i bambini non chiudono le porte, le sbattono, con una forza 10 volte superiore a quella che ci si aspetterebbe da un esserino così "piccolo e fragile". Stesso problema con gli specchi! Per una qualche ragione, che la scienza non è ancora riuscita a spiegarsi, la reazione di un bimbo piccolo in piedi davanti ad uno specchio, è la medesima di un cervo che si trovi davanti un altro esemplare maschio in piena stagione degli amori: prima lo guarda un po' di traverso e poi tenta di abbatterlo a testate! Nella migliore delle ipotesi, che si verifica però solo con i bimbi di indole più pacata (generalmente le bambine), tenteranno di staccarlo dalla parete per vedere cosa c'è dietro, facendoselo cadere addosso in mille pezzi. Così invece di trovare la porta per il mondo fatato dove si trova la propria immagine, spesso trovano la porta del pronto soccorso più vicino!

Un'altra cosa che stranamente attira molto i bimbi (di entrambi i sessi, al contrario di quello che si potrebbe pensare), sono i fornelli e il forno! Mentre i fornelli saranno comunque fuori portata per un bel po', non si può dire lo stesso del più caldo elettrodomestico della casa. Molti hanno risolto il problema utilizzando un forno incassato nel mobile a mezza altezza, che risulta anche più comodo da utilizzare. Io ci farei un pensierino se fossi in voi. Inutile illudersi sull'eventualità che i nuovi sofisticatissimi forni digitali possano risolvere la situazione, in quanto sono comunque roventi quando li utilizzate e i bambini sono assolutamente in grado di azionarli in pochi secondi, sebbene voi per la stessa operazione impieghiate diversi minuti con tanto di guida rapida davanti agli occhi...

Vi accorgerete ben presto, che anche i cassetti possono rappresentare una fonte di problemi, ma esistono diversi sistemi in grado di ridurre al minimo questo tipo di incidenti, quindi scegliete tranquillamente quello che fa al caso vostro.

Essenziale è invece studiare una sistemazione adeguata per i detersivi, che per via dei loro colori sgargianti attirano tutte le bimbe... e i bimbi, che se li trovano davanti. Meglio creare un sistema di mensole in alto o mobili (sempre in alto) dove conservare i prodotti pericolosi. Non sottovalutate il problema e non fatevi false illusioni, sappiate che li cercano per berseli (visto che sembrano dei succhi di frutta al gusto puffo), non per cominciare a collaborare dentro casa, lavandosi i panni da soli!

Nel caso non ci sia la necessità/possibilità di cambiare casa, le modifiche da apportare saranno ancora di più, in quanto sarà necessario riadattare completamente tutta la casa, in base alle nuove esigenze. Se volete avere un'idea circa le cose pericolose da modificare, date una letta a quanto già esposto sopra, aggiungendo però, che molti dei punti indicati sono ormai difficili da riorganizzare per far fronte alle effettive necessità. Cercate comunque di essere più previdenti possibile.

Per riconoscere una casa riadattata ad uso bambino, da una progettata con la consapevolezza che ci avrebbe vissuto un bimbo, basta un rapido colpo d'occhio. Una casa creata pensando anche ad un bambino, sarà relativamente sicura e con poche cose in giro che non siano ricollegabili in qualche modo ad un bimbo. Mentre, una casa riadattata, sarà generalmente rattoppata con tutti i tipi di protezioni possibili, avrà inoltre due diverse densità di suppellettili: il vuoto totale fino a circa 1,30 metri di altezza, nonostante i numerosi mobili e vani apparentemente inutilizzati, con invece una densità inverosimile di oggetti, soprammobili, foto, ecc. a partire da quell'altezza in su. Sebbene possa sembrare una cosa un po' bizzarra, vi assicuro che la ragione è molto semplice e cioè la necessità di adattare una casa dove non erano preventivamente contemplati bambini e l'immancabile illusione che presto tutto tornerà come prima, rendendo superflua la spedizione di un carico, di più o meno inutile oggettistica, verso la cantina! Inserire un bambino in una casa non attrezzata per i bambini, è come entrare a fare shopping in un negozio di souvenir a Murano, in sella ad un cavallo imbizzarrito!

Ovviamente i pericoli in una casa sono virtualmente infiniti, ma a tutto si può sopperire con una discreta dose di buona volontà ed una straordinaria, se non addirittura indecente, dose di fortuna.

Nella gestione quotidiana delle situazioni relative al ruolo di genitore, esistono 2 diversi modi di comportarsi, che in realtà rispecchiano 2 diverse filosofie di vita:

- modo ansioso e ansiogeno
- modo rilassato e fatalista

Questi aspetti cominceranno a manifestarsi lievemente già durante la gravidanza, ma si amplificheranno esponenzialmente, solo subito dopo il parto.

Il genitore appartenente alla prima categoria, tenterà di prevenire qualunque possibile situazione fuori dall'ordinario, evitando di farsi cogliere impreparato. Questa particolare razza di genitore, tende a prestare molta attenzione ai dettagli, per ridurre al minimo le potenziali minacce dell'ambiente esterno verso i suoi cuccioli. Questo suo lato del carattere, seppur inconsciamente, è per lui un'inesauribile fonte di stress, che viene parzialmente trasmesso anche agli altri in una sorta di osmosi ed è principalmente dovuto al fatto che per poter essere sempre vigile e prestare la massima attenzione a tutto ciò che circonda e minaccia i suoi piccoli, le sue energie mentali si consumano molto più rapidamente del normale. Nel suo disperato tentativo di creare una sorta di aura protettiva attorno al piccolo, potrebbe anche non avere abbastanza tempo per considerare che per buona parte della giornata, magari il bimbo è gestito dalla sua più grande nemesi: un genitore fatalista!

Come tutte le cose in natura, anche il genitore ansioso/ansiogeno ha il suo opposto, cioè il genitore dal carattere rilassato/fatalista. Questa tipologia di genitore, tende ad interferire il minimo indispensabile con il destino, lasciando che gli eventi seguano il loro corso. Generalmente reagisce alle situazioni di pericolo del bambino, solo una volta verificatesi, invece di tentare di prevenirle, come farebbe invece un genitore ansioso. C'è da dire, che questa seconda categoria di genitori, beneficia di una vita generalmente più rilassata del suo opposto, sebbene abbia dei picchi di tensione nel momento in cui succede qualcosa di grave. Non sente però in compenso il senso di colpa, in quanto è genuinamente convinto che gli incidenti succedano a tutti e non si può passare la vita a tentare di evitarli. Talvolta trova anche la cosa costruttiva, ritenendo che tutti i vari problemi che il pargolo si troverà suo malgrado ad affrontare, saranno per lui un inestimabile bagaglio di esperienza. Confida inoltre ciecamente, nel costante aiuto della Dea bendata, quale invisibile baby sitter a supporto.

Per offrire un quadro più chiaro delle differenze caratteriali delle due tipologie di genitori, immaginate che un genitore ansioso è quello che non perde mai di vista il figlio e nel caso sia impegnato in una qualche attività che gli impedisce di sorvegliarlo direttamente, tende a chiedere frequenti aggiornamenti agli altri membri del gruppo o all'altro genitore, su dove si trovi esattamente il figlio e cosa stia facendo nello specifico. Un genitore fatalista potrebbe tranquillamente rispondere che non ne ha la minima idea e che l'ultima volta che l'ha visto, stava sperimentando alcune leggi della fisica spruzzando alcolici sulle braci del barbecue acceso!

Normalmente, per la ben nota legge sugli opposti che si attraggono, è abbastanza difficile che entrambi i genitori appartengano alla medesima categoria, perché, in un modo o nell'altro, questo creerebbe una sorta di congiunzione astrale estremamente sfavorevole alla regolare crescita di un bambino: 2 genitori ansiosi dopo aver rivestito l'intero quartiere di gommapiuma, impazzirebbero per non essere riusciti a trovare uno scafandro imbottito della misura adatta all'infante e probabilmente, a lungo andare, ne farebbero un completo incapace; al contrario 2 genitori fatalisti, probabilmente rischierebbero di non riuscire a festeggiare il quinto compleanno del bambino, a meno che non siano due persone oscenamente fortunate... Qui è la natura che entra in gioco, cercando di creare coppie ben assortite in questo senso, per salvaguardare la conservazione della specie.

CAPITOLO 9

La fine e l'inizio

Sono stati nove mesi difficili, pieni di rinunce e fatiche, di situazioni difficili e talvolta addirittura imbarazzanti, di innumerevoli impegni e improvvisi contrattempi, ma finalmente sono giunti al termine. Ci siamo quasi, manca solo l'ultimo sforzo e poi… poi comincerà la parte difficile! Sì, è vero, anche la gravidanza è stata piuttosto difficile, ma non è assolutamente nulla in confronto a quello che viene ora.

CAPITOLO 9-A
Tempo scaduto!

La gravidanza ha mediamente una durata più o meno standard di 40 settimane. Il travaglio, al contrario, ha una durata assolutamente imprevedibile, che può andare da meno di un'ora a più di un giorno. Questo, dipende da una lunga serie di fattori, fra cui i più determinanti sono il modello esatto di donna e la non trascurabile variabile della grandezza del bimbo: avete idea di quanto possano essere grandi certi bambini ed esattamente da dove debbano uscire? Meglio non pensarci!

All'improvviso, nel cuore della notte, la vostra compagna potrebbe dirvi che se l'è fatta addosso. A seconda del vostro carattere, la risposta sarà molto probabilmente una delle seguenti:

- dormi e non ci pensare, puliamo domattina.
- se fosse successo a me, avrei cercato di nascondere la cosa il più possibile, invece di svegliarti nel cuore della notte per informarti della mia incontinenza!
- da oggi dormi con il pannolino...

- non puoi certo dormire sul bagnato, dai alzati che cambio le lenzuola.

- non ti vergogni alla tua età?!?

- grazie per avermi messo al corrente, in tempo reale, circa la tua situazione idraulica, ti pregherei, essendo le 3 e mezza antimeridiane, di astenerti da eventuali altre comunicazioni simili, per quel poco che resta della nottata.

A dispetto di ogni possibile cattiveria possiate aver pensato, alla vostra compagna non si è svuotata la vescica, ma si sono invece rotte le fatidiche acque!

Una volta finito di impersonare Mosè nell'atto di separare le acque, avvolti in un lenzuolo, per giungere dall'altra parte del letto, dove lei giace inerme, starà a voi l'arduo compito di soccorrere la vostra dolce metà in difficoltà natatoria e portarla in qualche modo fino all'ospedale.

In questa occasione il tempismo è tutto, quindi, nei limiti del possibile, sarebbe meglio evitare di:

- continuare a dormire facendo finta di nulla, in attesa che suoni regolarmente la sveglia.

- farla aspettare sul marciapiede mentre rivestite il sedile dell'auto con un telo protettivo in plastica da imbianchini.

- portarla in ospedale con i mezzi pubblici per evitare di sporcare l'auto aziendale.

Onde evitare di ritrovarsi in situazioni spiacevoli, dovute all'agitazione (come ad esempio fare un incidente d'auto mentre si va all'ospedale e dover richiedere l'intervento di un'ambulanza con barella matrimoniale, per una partoriente e un privo di conoscenza), è consigliabile fare delle prove di percorso nei giorni precedenti, in modo da poter arrivare in ospedale senza dover cercare la strada sulla cartina o qualcuno a cui chiedere indicazioni alle 4 di notte...

Una volta giunti in ospedale (cercate di non sbagliare reparto), il vostro compito è praticamente finito, a seconda che assistiate al parto o meno. Non per questo siete però autorizzati a sdraiarvi in sala d'attesa e continuare a dormire. Capisco l'emozione e il crollo psicologico, ma se lei lo scoprisse, non la prenderebbe troppo bene...

A seconda delle strutture ospedaliere e del tipo di parto, potreste anche riuscire ad essere presenti alla nascita. Normalmente, in caso di parto cesareo, trattandosi di un vero e proprio intervento, non viene data la possibilità al padre di entrare in sala parto per assistere. Questo succede anche nel caso in cui il parto fosse programmato come "naturale", senza particolari criticità e, all'improvviso, si deve effettuare un cesareo d'urgenza; come in un incontro di boxe, dove una voce fuori campo a quel punto dice "fuori i secondi!", nel caso del parto "i secondi" siete voi e diranno "fuori il padre!" e voi, già pronti all'evento, con tutto il vostro completino di carta telata verde e la mascherina, con una discreta dose di delusione dipinta sul volto, dovrete abbandonare il ring e portare la vostra ansia fuori dalle porte della sala parto.

In caso di parto naturale, spesso viene data la possibilità all'accompagnatore di assistere alla nascita. Non è però così semplice come possa sembrare, in quanto non potete decidere all'ultimo secondo se entrare o meno, ma dovete pianificarlo con diverse settimane d'anticipo, in modo che il ginecologo vi prescriva delle analisi da effettuare. Se i risultati delle analisi sono buoni, allora, in caso fosse possibile, vi sarà consentito di far parte di quella ristretta cerchia di fortunati che sarà testimone del lieto evento. Anche qualora le analisi dovessero andar bene però, non è detto che sia il caso di entrare. Prima di tutto bisogna vedere se la vostra compagna è d'accordo (meglio verificare la cosa ben prima dell'ingresso in sala parto, quando è ancora lucida) e poi, valutare se voi siete in grado o meno di assistere all'evento. L'ultima cosa che serve in una sala parto, è una donna che partorisce da un lato e il suo partner che sviene dall'altro! In generale non è consigliabile assistere alla nascita se:

- si ha la tendenza a svenire
- ci si impressiona alla vista del sangue
- si è deboli di cuore
- si è delicati di stomaco

Se invece di solito la vostra compagna vi dice che siete un "orso", senza fare esplicito riferimento ai peli irsuti che vi adornano la schiena, ma riferendosi più ad un vostro lato del carattere poco sensibile, ci sono buone probabilità che assistere al parto sia per voi meno impressionante che assistere al più recente tagliando della vostra auto e quindi potete entrare senza problemi…

Finalmente ci siamo, se è andato tutto bene è finita, la gravidanza è finalmente finita. E come è finita? È finita in modo quasi inaspettato. Pochi istanti, 3 urli molto ravvicinati:

il primo chiaro, forte e quasi esasperato "ORA O MAI PIU', SPINGA!!!!", il secondo molto simile a quello di Tarzan, forse leggermente più breve, sebbene molto più inquietante, mentre l'ultimo decisamente più pacato e quasi timido all'inizio, per poi rafforzarsi un po' e infine venire soffocato da un capezzolo! Ebbene sì, la gravidanza è ufficialmente finita e qualcosa di molto più importante è iniziato. Tutto quello che avete passato (o avete comunque letto in questo libro) è scomparso magicamente pochi istanti dopo la nascita, nel momento esatto in cui vi ha guardato per la prima volta e vi ha sorriso. Sì, vi sorriderà! In realtà con tutta probabilità starà solo tentando di fare una "puzzetta", ma per voi è invece certamente un sorriso, perché vi ha riconosciuto quale suo padre (e mi piacerebbe capire come avrebbe fatto, visto che i neonati sono più ciechi di una talpa morta, forse dall'odore del vostro sudore dovuto all'emozione) e per voi non conterà più nulla ed esisterà soltanto lui/lei, il vostro clone, la vostra gioia, la vostra ragione di vita da ora in poi...

Questa cosa è davvero stupenda, mentre la parte un po' meno bella, è che non sarà solamente per voi che esisterà soltanto lui, ma in maniera esponenziale sarà così anche per sua madre. Quindi, quasi contestualmente all'espulsione del pargolo, perderete (in ordine alfabetico e non temporale, in quanto il momento esatto in cui si verificheranno è facilmente influenzabile da vari fattori ambientali):

- affetto

- amici

- amore

- cibo decente cucinato in casa

- denaro

- equilibrio mentale

- feste non di bambini

- giochi non per bambini (di qualunque genere: carte, azzardo, videogiochi, di società)

- hobby

- importanza nella scala gerarchica familiare

- ordine

- potere decisionale

- rapporti sociali

- riposo

- rispetto

- serenità

- sesso

- sonno (di quello ne avrete tanto, qui è inteso come notte intera di sonno continuativo)
- spazio disponibile per voi e le vostre cose
- sport (sia in forma attiva, che passiva sul divano davanti alla TV)
- stabilità (quasi tutti i possibili tipi)
- tempo libero
- vacanze rilassanti e/o avventurose (ben diverso da "piene di imprevisti")
- vestiti puliti e stirati
- vita di coppia

Alcune di queste cose, potrebbero essere riacquisite, in parte, con il passare del tempo (generalmente in un periodo variabile tra i 5 e i 15 anni), ma certamente non tutte e quasi mai completamente.

Allo stesso modo e nello stesso momento, cambierà anche un altro "piccolo" aspetto della vostra vita, cioè il vostro ruolo e di conseguenza le vostre mansioni e gli appellativi. D'ora in avanti è assolutamente inutile che rispondiate quando sentite la vostra compagna chiamare "tesoro, amore, cucciolo, dolcezza, vita mia" e tutte le varie sfumature diminutive e vezzeggiative, perché non si rivolge a voi, bensì al vostro pargolo. Per rivolgersi a voi, senza rischiare di confondere qualcuno, da ora in poi userà semplicemente il vostro nome, nel migliore dei casi una versione abbreviata. Per quanto riguarda invece le vostre mansioni, conserverete tutte quelle che già avevate dentro casa, aggiungendone però una trentina a scelta della vostra partner, per aiutarla nella gestione quotidiana della prole. Il vostro ruolo così cambia da "capofamiglia" a "bassa manovalanza/uomo di fatica"! Da questo momento, non siete più una coppia, bensì una famiglia, quindi scordatevi tutto quello che facevate con la vostra compagna (sia singolarmente che insieme) in quanto coppia, perché non esisterà più per molto, molto tempo. D'ora in poi farete solo le cose e le attività tipiche di una famiglia, come andare ai Battesimi, alle feste dei bimbi, al giardino zoologico, nei parchi pubblici, alle giostre, dal pediatra, a passeggiare al mare (in autunno e primavera), a girare con la carrozzina per il quartiere (la domenica con i negozi chiusi, mentre in TV c'è la partita)…

Mettetevi l'anima in pace, quel che è fatto è fatto, accettate le conseguenze del vostro gesto con pacata rassegnazione, consci del fatto che è quello che la Natura aveva pianificato per voi sin dall'inizio, consolandovi con gli ineguagliabili aspetti positivi (vicino agli incalcolabili aspetti preoccupanti, in parte descritti) che la paternità saprà offrirvi. I vostri figli saranno per voi la cosa più importante di tutte ed una immensa fonte di gioia (e a volte di soddisfazione).

Diventare padre è la più grande avventura della vostra vita, a volte non la più bella o la più appagante, ma certamente la più importante e impegnativa! Vi consentirà di crescere sotto tutti i punti di vista e vi farà vedere le cose da una diversa angolatura, scoprendo aspetti del vostro carattere che non sapevate nemmeno di avere. Non sarà solo la vostra compagna a cambiare, da questo momento in poi, cambierete molto anche voi, dovendo far fronte ad esigenze che fino ad ora non prendevate neppure in considerazione.

Riempite dunque il vostro zaino di pazienza, tolleranza, rassegnazione e tanta, tanta, tanta buona volontà ed entrate in questo benedetto tunnel senza fare troppe storie...

CAPITOLO 9-B
Aiuto! Ma come funziona "quest'affare"?!?

Mentre per la madre, è innato e abbastanza naturale, sapere cosa fare per prendersi cura del piccolo, non si può certo dire lo stesso per il padre! Nel momento esatto in cui nascerà vostro figlio, infatti, vi ritroverete fra le braccia un esserino dall'aspetto estremamente fragile, lungo circa 50 cm e dal peso quasi inesistente. Il primo impatto è di solito abbastanza imbarazzante, perché avrete paura anche solo a prenderlo in braccio. E' così piccolo e leggero che vi sembrerà che possa cadervi da un momento all'altro o semplicemente avrete timore di stringerlo a voi per non rischiare di fargli male. Mentre dorme poi, andrete ogni 5 minuti a controllare che respiri, se non lo sentirete agitarsi. Fate bene a trattarlo con una certa delicatezza, ma non fatevi troppo prendere dall'ansia: i neonati sono molto più resistenti di quanto lascino pensare.

Certamente a questo punto, vista la vostra inesperienza, farete molta fatica a capire come funziona davvero un neonato, ma non preoccupatevi troppo: per superare facilmente i vostri dubbi e perplessità, vi basterà sapere che il bimbo ha delle insospettabili analogie con qualcosa che probabilmente conoscete molto bene: uno smartphone! Se sapete usare l'uno, non sarà difficile imparare a capire l'altro! Immagino che possiate essere un po' perplessi circa questa affermazione, ma presto cambierete idea. Di seguito, trovate infatti il confronto diretto fra le funzioni dello smartphone e del neonato. Possiamo riderci su, ma vi assicuro che è tutto vero…

Inclinometro

- ***smartphone***: riconosce se viene inclinato.
- ***neonato***: appena riuscite finalmente ad addormentarlo, cullandolo fra le braccia e provate a metterlo nel suo lettino, lui riconoscerà automaticamente la diversa inclinazione e si sveglierà.

Altimetro

- ***smartphone***: questa funzionalità, non è normalmente disponibile nel modello base, ma solo in quelli più avanzati. Però, è possibile acquistare qualche applicazione, che, attraverso il GPS, riesca a far fronte a questa mancanza.
- ***neonato***: questa funzionalità, è disponibile sin dalla nascita, su qualsiasi modello di neonato, anche quelli

base. Se lo state cullando in piedi da ore e siete stanco, è inutile tentare di continuare da seduto, perché il suo altimetro interno noterà la (seppur minima) differenza di quota e lui si sveglierà.

Accelerometro

- *smartphone*: riconosce il movimento.
- *neonato*: si accorgerà immediatamente se smettete di camminare mentre lo cullate fra le braccia e si sveglierà.

Sensore di prossimità

- *smartphone*: riconosce se la vostra faccia è vicina al telefono e spegne lo schermo.
- *neonato*: se vi allontanate da lui quando inizia a dormire, percepirà la vostra distanza e si sveglierà.

Sveglia

- *smartphone*: è necessario impostare l'ora della sveglia.
- *neonato*: non c'è assolutamente bisogno di impostare l'ora della sveglia, perché questo dispositivo vivente, altamente sofisticato, è probabilmente stato progettato

in Svizzera e si sveglierà precisamente alle 5.45 ogni mattina (oltre a tutte le altre volte durante la notte), attivando immediatamente l'allarme pianto. Solo la madre è in grado di attivare la funzione di "rinvio" della sveglia, ma vorrà che siate voi ad andare a prendere il bambino nel lettino per portarglielo!

Giochi

- ***smartphone***: nella maggior parte dei casi, non è possibile giocare fin da subito con un nuovo smartphone, ma bisogna prima scaricare i giochi e ci vuole un pochino per iniziare a giocare come si deve.

- ***neonato***: non è possibile giocare fin da subito con il vostro bambino, perché all'inizio non sarà particolarmente interattivo. Ci vorrà un po' di tempo per iniziare a giocarci, ma poi sarà molto divertente.

Sonoro

- ***smartphone***: ha suoni e suonerie polifoniche.
- ***neonato***: ha un pianto polifonico con una potenza fino a 600 decibel.

Registratore vocale

- ***smartphone***: si possono registrare messaggi vocali ed ascoltarli ogni volta che si vuole.

- ***neonato***: registrerà ogni parolaccia che sente da voi e la ripeterà davanti ad altre persone, nei momenti più inaspettati e inopportuni.

GPS

- ***smartphone***: può localizzare la sua posizione sulla mappa.

- ***neonato***: può localizzare la sua posizione e, se si accorge di non essere nella sua abitazione, si comporterà bene, dormirà, sarà calmo, sorriderà a tutti, nel massimo silenzio. Così, la gente non vi crederà mai circa il fatto che piange tutto il giorno.

Vibrazione

- ***smartphone***: è dotato di una funzione di vibrazione, per avvisare di qualsiasi attività (chiamate, messaggi, email), se la suoneria è disattivata.

- ***neonato***: la funzione di silenziamento/vibrazione, non è attiva all'inizio. Se pensate che il vostro bimbo ne sia dotato, siete probabilmente in errore, la vibrazione che sentite è quasi certamente riconducibile ad attività all'interno della sua pancia.

Alimentazione

- ***smartphone***: va alimentato, secondo necessità, attaccandolo alla corrente.
- ***neonato***: va alimentato, secondo necessità, attaccandolo alla madre.

Alla luce di quanto esposto sopra, mi auguro che ora vi troverete più a vostro agio con quella creaturina che a questo punto, forse, non sembrerà più così incomprensibile ai vostri occhi. L'unica difficoltà particolarmente evidente, è che, rispetto allo smartphone, se volete stare un po' tranquilli, non potete spegnerlo quando volete. Dovrete aspettare che sia lui a "spegnersi", per avere il tempo (purtroppo poco) di fare qualcosa con un minimo di tranquillità.

Ultimo consiglio: quando è senza pannolino, ha una mira infallibile! Tutto il resto lo imparerete man mano, con l'esperienza diretta sul campo.

Non mi resta che augurarvi una buona avventura!

INDICE